ÄF189608

Dr. med. Andreas Ganz
Bernhard Johannes Schmidt

Symbiotischer Narzissmus als Gruppenphänomen

Beiträge zur
klinischen Sozialpsychologie

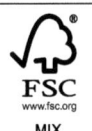

FSC
www.fsc.org

MIX

Papier aus ver-
antwortungsvollen
Quellen
Paper from
responsible sources

FSC® C105338

Beiträge zur klinischen Sozialpsychologie

Andreas Ganz
Bernhard J. Schmidt

Symbiotischer Narzissmus als Gruppenphänomen

© 2017 Bernhard J. Schmidt
Oberwarmensteinach
Alle Rechte vorbehalten.

ISBN: 978-3744800495

Herstellung und Verlag:
BoD – Books on Demand, Norderstedt.

Bibliografische Information der Deutschen Nationalbibliothek:
Die Deutsche Nationalbibliothek verzeichnet diese Publikation
in der Deutschen Nationalbibliografie; detaillierte bibliografische
Daten sind im Internet über http://dnb.dnb.de abrufbar.

Inhaltsverzeichnis

I. EINLEITUNG

Nach den Büchern über Autismus wenden wir uns in diesem Buch allgemeineren psychologischen Betrachtungen zu. Dabei werden wir zuerst den Begriff der „klinischen Sozialpsychologie" einführen und begründen.

Dieser Begriff ist in der Vergangenheit zwar immer wieder einmal aufgetaucht, jedoch sowohl ohne theoretisches Fundament noch praktische Anwendung, und hat sich deshalb bisher nicht durchsetzen können.

Uns dagegen hat die Beschäftigung mit dem Thema Autismus zur „klinischen Sozialpsychologie" geführt. Denn in diesem Bereich wird sowohl bei der Entwicklung sowohl einer Autismus Theorie als auch von praktischen Anwendungen deutlich, dass ohne die Ergebnisse der Sozialpsychologie die klinische Seite des Phänomens Autismus nicht zu (er)klären ist.

Die theoretischen Erläuterungen zur klinischen Sozialpsychologie werden wir allerdings auf das Notwendigste beschränken, um uns dann dem Thema des „symbiotischen Narzissmus als Gruppenphänomen" zuzuwenden.

Auch hier haben uns die praktischen Erfahrungen der letzten Jahre, vor allem im Umgang mit den Elternverbänden als auch Autismus-Forschern, den Weg gewiesen. Bei der Suche nach Erklärungen für das durchgehend (!)

irrationale Verhalten dieser Gruppen ist symbiotischer Narzissmus eine Möglichkeit.

Unser Ziel ist es, durch weitere Bände sowohl die theoretischen Grundlagen als auch praktischen Aspekte der klinischen Sozialpsychologie zu entwickeln und darzustellen. Wir würden uns über einen konstruktiv-kritischen Diskurs und rege Beteiligung freuen, auch wenn diese Beteiligung unsere Hypothese zumindest im Bereich von Autismus widerlegen würde. Die Hypothese, dass symbiotischer Narzissmus die Ursache für die Verweigerung sowohl der Überprüfung der sozialpsychologischen und entwicklungsdynamischen Autismus Theorie, als auch einer Diskussion darüber ist.

II. KLINISCHE SOZIALPSYCHOLOGIE

Die „klinische Sozialpsychologie" ist für uns die Verbindung aus klinischer Psychologie und Sozialpsychologie. Sie dient somit als Brücke, die den Austausch zwischen beiden Fachgebieten ermöglichen soll.

Zu überprüfen sind vorab zwei Fragen:

1.) Zum einen die Möglichkeit dieser Verbindung, also die Frage, ob nicht prinzipielle Konflikte einer Zusammenführung entgegenstehen.

2.) Zum anderen die Frage, ob eines Zusammenführung theoretisch wie praktisch sinnvoll und hilfreich ist, ob sich also sinnvolle gegenseitige Einflüsse und Erweiterungen angenommen werden können.

Auf den ersten Blick erscheinen die klinische Psychologie, die sich vor allem mit psychischen Störungen des Individuums beschäftigt, und die Sozialpsychologie, die Struktur und Verhalten von Gruppen erforscht, unvereinbar zu sein.

Doch bereits die von uns entwickelte Autismus Theorie [Schmidt; Ganz (2016)] zeigt sehr deutlich, dass die psychischen Probleme des Individuums sich in diesem

Bereich nicht ohne die Ergebnisse der Sozialpsychologie verstehen lassen.

Zum anderen, und hier sind wir beim Thema „symbiotischer Narzissmus", entwickeln in „zivilisierten" Gesellschaften nicht nur immer mehr Menschen psychische Störungen, sondern auch diese Gesellschaften scheinen selber zu „erkranken". Und das kann man vordergründig an Politikern wie Erdogan, Trump, Johnson, Orban, … feststellen.

Doch diese „Individualisierung des Irrationalen", zu dem Menschen im allgemeinen, und Forscher sowie klinische Psychologen im besonderen neigen, ist nur die eine Seite des Problems.

Die andere Seite sind nicht die Politiker als Individuen, so pathologisch diese auch in ihrem Auftreten erscheinen mögen. Das wirkliche Problem ist, dass diese gewählt wurden. Und, was für die Prognose noch viel schlechter ist, dass häufig ein sehr tiefer, unheilbarer Riss zwischen Befürwortern und Gegnern durch die jeweiligen Länder geht. Dass sich zwei unversöhnliche Lager gegenüberstehen, egal ob Brexit, Trump, Erdogan … zwei scharf getrennte Gruppen, die sich feindlich gegenüber stehen und die zu keinem Dialog mehr willens und in der Lage sind.

Dazu wird in Wohlstandsgesellschaften immer mehr Gewalt gegen Polizei, Rettungskräfte wie Feuerwehr und

Rettungssanitäter … ausgeübt. Und das ohne jegliches Verständnis für und Rücksichtnahme auf die gesellschaftlich relevante Funktion dieser Berufe. Die egoistische Durchsetzung eigener Bedürfnisse macht immer häufiger auch vor Gewalt gegenüber denen, auf die man letztlich angewiesen ist, nicht halt. Und sie geschieht ohne Abwägung der kurzfristigen eigenen Interessen und Bedürfnisse gegen langfristige. Aber auch die Wünsche und Bedürfnissen anderer Menschen finden keine Berücksichtigung. Wodurch das Verhalten sowohl destruktiv als auch autodestruktiv ist.

Auch Abschottung und Rufe nach Mauern, Vorurteile und Rassismus … nehmen in erschreckendem Maße zu. Neben dem Anwachsen individueller psychischer Störungen gehen parallel die europäischen Ideen von Humanismus und offenen Grenzen immer mehr verloren. So wie sich die klinischen Probleme (klinische Psychologie) von Autisten durch das „Fehlen der unbewussten Gruppenkommunikation" (Sozialpsychologie) erklären lassen, so lassen sich unserer Meinung nach die geschilderten Probleme in heutigen Gesellschaften (Sozialpsychologie) durch die Ausweitung des Narzissmus (klinische Psychologie) als „symbiotisches Gruppenphänomen" erklären.

„Der Narzissmus des Individuums läuft dem der Kultur parallel. Wir formen unsere Kultur nach unserem Bild und werden unsererseits wieder von dieser Kultur geformt. Können wir das eine ohne das andere verstehen? Kann die Psychologie die Soziologie unbeachtet lassen – oder umgekehrt?" [Lowen (1992)]

Doch Kultur und Individuum laufen nicht nur parallel, sie sind in ihrer Entwicklung wechselseitig miteinander verwoben.

Wir sind der Überzeugung, dass der Verbindung von klinischer und Sozial-Psychologie nicht nur nichts im Wege steht, sondern die Zusammenführung für das Verständnis sowohl des Individuums als auch von Problemen und Konflikten in der Gesellschaft notwendig ist.

1 Bisherige Anwendungen

Wie bereits erwähnt, sind unsere Bücher über Autismus [Ganz; Schmidt (2016), Schmidt (2015/1, 2015/2), Schmidt; Ganz (2016)] bereits Beiträge zur klinischen Sozialpsychologie. Nur durch die Ergebnisse der Sozialpsychologie wird Autismus als Vulnerabilität innerhalb einer Gesellschaft verstehbar.

Die korrekten Beobachtungen der klinischen Psychologie, dass Autisten häufig kaum Mimik und Gestik zeigen,

nicht ihr Gegenüber imitieren, eine monotone Sprache
haben etc., führt in der Kombination mit den Erkenntnis-
sen der Sozialpsychologie – dass Menschen über genau
diese Verhaltensweisen, die Autisten häufig fehlen, unbewusst als Gruppe kommunizieren und sich darüber orientieren – zu dem Ergebnis, dass Autisten die „unbewusste
Gruppenkommunikation" fehlt. Autismus ist also nicht,
wie bisher vermutet, eine „Störung der sozialen Interaktion und Kommunikation". Zu dieser Störung kann es aber
als Folge des Fehlens des unbewussten Gruppenverhal-
tens kommen [Schmidt; Ganz (2016)].
Denn aufgrund des fehlenden unbewussten (!) Gruppen-
verhaltens werden Autisten häufig von der sozialen Interaktion ausgeschlossen, bzw. ziehen sich von dieser zurück. Doch soziale Interaktion ist für die Entwicklung
aller Menschen, auch von Autisten, von fundamentaler
Bedeutung [Ganz; Schmidt (2016)]. Daraus folgt, dass
die häufig zu beobachtenden Probleme von Autisten
durch den Ausschluss bzw. Rückzug von sozialer Interaktion innerhalb von Gruppen, den „communities of practice" [Wenger (1998)], entstehen.
Schon hier wird deutlich, dass die klinische Psychologie,
wenn sie schon eine „soziale" Störung postuliert, sich
auch der Mittel und Erkenntnisse der Sozialpsychologie
bedienen sollte. Zumindest dann, wenn sie Erkenntnisse
gewinnen möchte, die über die eines dyadischen Ansat-

zes, auf dessen Probleme wir noch zurück kommen werden, hinaus gehen.

2   Wechselwirkungen

Unser Ansatz der Verbindung von klinischer und Sozial-
Psychologie verfolgt nicht das Ziel, die eine oder andere
Seite in irgendeiner Weise zu beschneiden oder eine Existenzberechtigung abzusprechen.
Im Gegenteil gehen wir davon aus, dass die Zusammenführung zur „klinischen Sozialpsychologie" auf beide
Seiten positive Einflüsse haben und zu konstruktiven Erweiterungen führen wird. So ist, zumindest unserer Überzeugung nach, das Ganze der „klinische Sozialpsychologie" mehr als die Summe ihrer beiden Teile.

*„Meine These besagt, **daß Narzißmus im Einzelmen-
schen und in der Kultur einen gewissen Grad von Unwirklichkeit anzeigt.** Unwirklichkeit ist nicht einfach nur
neurotisch, sie grenzt ans Psychotische. An einem Verhal-
tensmuster, das das Erringen von Erfolgen über das Bedürfnis stellt, zu lieben und geliebt zu werden, ist etwas
Verrücktes. Ein Mensch, der keinen **Kontakt zur Realität**
seines Wesens – zum Körper und seinen Gefühlen hat, ist
etwas verrückt. Und eine Kultur, die Luft, Wasser und
Erde im Namen eines »höheren« Lebensstandards ver-*

schmutzt und verseucht, hat etwas Verrücktes an sich.
Aber kann eine Kultur geisteskrank sein? Diese Vorstellung ist in der Psychiatrie keineswegs selbstverständlich. Im allgemeinen sieht man Geisteskrankheit als Kennzeichen eines Individuums an, das den Kontakt zur Realität seiner Kultur verloren hat. Nach diesem Kriterium (das seine Gültigkeit hat) ist der erfolgreiche narzißtische Mensch weit davon entfernt, geisteskrank zu sein. Es sei denn ... es sei denn, natürlich, daß der Kultur eine gewisse Geisteskrankheit innewohnt.“
[Lowen (1992)]

Lowen beschreibt sehr gut die Bedeutung von „Unwirklichkeit“ und Verlust des Kontaktes zur Realität. Doch den Kontakt zur Realität verliert nicht nur der Mensch, sondern auch die Gesellschaft.
Falsch ist jedoch die Idee eines erfolgreichen Narzissten – das ist ein Widerspruch in sich. Zwar mag es auf einen ersten, oberflächlichen Blick möglich sein, dass Narzissten erfolgreich sind, doch das ist ein Irrtum.
Wir werden später darlegen, warum der „erfolgreiche Narzisst“ ein Widerspruch in sich ist und Narzissmus, egal ob im Individuum oder der Gesellschaft, immer von einer tiefgehenden auto-/destruktiven Tendenz begleitet wird. Und warum symbiotischer Narzissmus durch diese Tendenz zu diagnostizieren ist. Doch vorher wollen wir

auf die positiven Einflüsse einer Zusammenführung der
beiden Bereiche der Psychologie eingehen.
Wie also wirkt sich die Zusammenführung auf sowohl die
Sozialpsychologie als auch auf die klinische Psychologie
aus?

3   => Klinische Psychologie

Welche Wirkungen hat die Sozialpsychologie auf die
klinische Psychologie bei einer Zusammenführung zur
klinischen Sozialpsychologie?
Es ist vor allem eine „mytholytische" - sie löst Mythen
auf.

3.1   Sozialpsychologie wirkt mytholytisch

Mythen entstehen innerhalb von Gruppen und Gesellschaften als gemeinsame Deutungsrahmen in Bezug auf
die Wirklichkeit. Mythen sind die Summe gemeinsamer
Deutungsrahmen. Sie entstehen nicht nur innerhalb von
Gruppen und Gesellschaften, sie definieren auch diese.
Zur Gruppe gehören nur die Menschen, die weitgehend
die gleichen Frames (Deutungsrahmen) haben, also den
gleichen Mythos teilen. Innerhalb einer Gruppe oder
Gesellschaft lassen sich also Frames als solche kaum

erkennen, denn sie werden entweder als „normal" oder
gar nicht wahrgenommen.

Nur durch den Vergleich und die Untersuchung verschie-
dener Gruppen und Gesellschaften miteinander, werden
deren Frames und Mythen offenbar.

Die klinische Psychologie, begrenzt auf die Betrachtung
des (kranken) Individuums und maximal einer dyadischen Beziehung, ist nicht in der Lage, Mythen aufzulö-
sen, also mytholytisch zu wirken.

3.1.a   Mythos des rationalen Individuums

Die Sozialpsychologie hat in den letzten Jahrzehnten
durch ihre Ergebnisse den Mythos des Individuums weitgehend aufgelöst, auch wenn dies noch nicht wahrgenommen wird, werden kann oder möchte.

Auch wenn Menschen in individualistisch geprägten Kulturen sich das nur ungern eingestehen wollen, so sind das
Individuum und seine Entwicklung sehr stark abhängig
von Gruppen. Zum einen durch die bewusste, wie vor
allem aber auch unbewusste Orientierung an den jeweiligen Gruppen. Zum anderen durch die Notwendigkeit der
Teilnahme an „communities of practice" [Wenger
(1998)]. Als Folge verhalten sich Menschen zu einem
großen Teil unbewusst und gruppenabhängig [Bargh
(2014), Dunning (2012)]. Bedingt durch diese Abhängig-

17

keit von und Orientierung an Gruppen, verhalten sich Menschen häufig nicht nur unbewusst, sondern zugleich auch irrational.

„In jeder Gruppe von Individuen, die zu einem bestimmten Zweck zusammen kommt, gibt es eine bewusste, aufgabenorientierte Gruppe und eine zugrunde liegende, unbewusste Gruppe; das Funktionieren dieser zugrunde liegenden Gruppe kann im Widerspruch stehen zu den Anforderungen der Aufgabe. Damit soll nicht gesagt werden, dass Arbeitsgruppen nie funktionieren. Wir sind aus einer Vielzahl von Gründen – Arbeit, Politik, Interessen und Freizeit – Mitglieder in Gruppen und meistens schaffen wir es, die gestellten Aufgaben zu erfüllen.
Die Leistung kann jedoch durch Ängste, derer wir uns vielleicht nicht bewusst sind, und durch Prozesse, die sich in der Gruppe zur Minderung der Ängste entwickeln, beeinträchtigt sein.“ [Wetherell (1996)]

Auch wird, wie Wetherell beschreibt, durch die Sozialpsychologie eine wesentliche Funktion von Gruppen wahrgenommen: die Minderung von Ängsten.
So wird es nicht verwundern, dass sich Menschen, als Bedingung zur Teilnahme an Gruppen, diesen anpassen. Und das auch wider besseren Wissens.

„Menschen passen sich an. Ohne oder mit wenig Reflexion übernehmen wir viele funktionslose und ständig wechselnde Launen und Moden von den Menschen um uns herum. Wir übernehmen nicht nur willkürliche Moden, sondern auch Mehrheitsmeinungen, selbst wenn wir es besser wissen.“ [Haun (2011)]

3.1.b   Intrapersonal ./. Interpersonal

Ein weiterer positiver Einfluss der Sozialpsychologie auf die klinische Psychologie ist, dass das Verständnis des Entstehens von z.B. Selbstwertgefühl von der intrapersonalen auf die interpersonale Ebene verschoben wird [z.B. Agroskin (2014), Lumsden (2014)].
Dass also viele Eigenschaften des Individuums nicht, wie häufig angenommen, in diesem isoliert entstehen, sondern durch die Interaktion mit und Abhängigkeit von der sozialen Umwelt. Also können auch Probleme des Individuums häufig eben nicht isoliert verstanden werden, sondern nur durch die Betrachtung der Wechselwirkungen zwischen Individuum, Gruppen und Gesellschaft.

3.1.c   BRAHM-Dogma

Es ist das Dogma, welches sowohl die Selbstwahrnehmung der Menschen unseres Kulturkreises, aber auch

Wissenschaft und Philosophie, über Jahrhunderte und Jahrtausende geprägt hat.

Die Vorstellung eines „bewusst, rational und unabhängig handelnden Menschen" - das BRAHM-Dogma.

Doch die Sozialpsychologie zeigt das Gegenteil.

Zu einem großen Teil handeln Menschen unbewusst, irrational und gruppenabhängig. Als Beispiele seien nur die Untersuchungen von Zimbardo (Stanford Prison Experiment), Milgram (Obedience) und Tajfel (Minimal Group Paradigm) genannt.

Unbewusste Gruppenprozesse prägen den Menschen und seine Entwicklung durch Imitation von und Anpassung an Gruppennormen, durch das Entstehen des Selbstwertgefühls als interpersonalem Prozess (Tajfel/Turner), Gruppenteilnahme als Schutz gegen Angst [Menzies Lyth (1960)] ...

Das bedeutet keinesfalls, dass z.B. die kognitive Verhaltenstherapie nicht bei etlichen psychischen Störungen wirken würde, doch zum Grundverständnis des Menschen und der Entstehung von psychischen Störungen reicht die Betrachtung der bewussten kognitiven Komponenten bei weitem nicht aus. Diese muss auf das unbewusste (Gruppen-) Verhalten und die unbewusste Orientierung an Gruppen ausgeweitet werden.

3.2   Erweiterung der dyadischen Sichtweise

Die klinische Psychologie geht bisher, verständlicher
Weise, vom (kranken) Individuum aus, und ergänzt diese
Perspektive eventuell noch durch eine asymmetrische
Beziehung des Individuums zum Co-Alkoholiker,
Narzissten …

Dabei übersehen werden zum einen aber die vielen
Wechselwirkungen zwischen der Kultur als historischem
Prozess, Gesellschaft, Gruppen und dem Individuum, wie
sie z.B. von Vygotskys „Kultur Historischem Konzept"
(KHK) [Vygotsky (1929)] oder Bronfenbrenners „öko-
systemischen Ansatz" [Bronfenbrenner (1977)] beschrieben werden.

Zum anderen existieren neben den dyadischen und dadurch asymmetrischen Beziehungen des Narzissten mit
dem Co-Narzissten, auch symmetrische Gruppenbezie-
hungen. So sind nach unserem Verständnis bereits zwei
Narzissten mit einer symmetrischen (symbiotischen)
Beziehung eine Gruppe, wenn auch eine kleine. Doch
diese Gruppe ist zum einen durch letztlich annähernd
beliebig viele weitere Mitglieder erweiterbar. Und folgt
zum anderen Regeln, die sich von denen einer asymmetrischen Beziehung unterscheiden.

Unter anderem auf Vygotsky und Bronfenbrenner werden wir in einem späteren Kapitel noch zurück kommen.

3.3 Beendigung der Individualisierung des Irrationalen

In den aktuellen politischen Diskussionen kann man sehr schön die grundlegende Tendenz beobachten, irrationales Verhalten zu individualisieren. Es wird fokussiert auf den einen Politiker, sei es Trump, Erdogan, Johnson …, und dabei wird die große Zahl an Menschen, die diese gewählt haben und unterstützen, ausgeblendet.
Die Sozialpsychologie zeigt dagegen, dass diese – in unserem Beispiel Politiker – nur die Spitze des Eisbergs irrationalen Verhaltens sind.

So eröffnet die Zusammenführung von klinischer und Sozial-Psychologie auch neue Perspektiven auf Narzissmus – auf Narzissmus als symbiotisches Gruppenphänomen.
Verständlich ist zudem, dass vor einigen Jahrzehnten, als die Sozialpsychologie noch in den Kinderschuhen steckte, etliche Phänomene falsch verstanden bzw. interpretiert wurden. So sind die Ausführungen von Erich Fromm aus unserer heutigen Perspektive nicht mehr haltbar.

„Die Frage ist nun: Können wir sicher sein, daß Menschen in ihren Beziehungen zueinander sich tatsächlich als Artgenossen erleben und daher mit genetisch programmierten Verhaltensmustern auf solche Artgenossen reagieren? Sehen wir nicht ganz im Gegenteil, daß bei vielen primitiven Völkern selbst ein Mensch aus einem anderen Stamm oder einer, der im Nachbardorf nur einige Meilen entfernt lebt, als ein vollkommen Fremder, ja nicht einmal als menschliches Wesen angesehen wird, und deshalb keine Einfühlung in ihn besteht. Erst im Prozeß der sozialen und kulturellen Evolution ist die Zahl derer, die als menschliche Wesen akzeptiert werden, größer geworden. Offenbar gibt es gute Gründe für die Annahme, **daß der Mensch seinesgleichen nicht als Mitglied derselben Spezies ansieht**, da ihm die Möglichkeit, den anderen als Menschen zu erkennen, nicht durch die instinktiven, reflexähnlichen Reaktionen erleichtert wird, mit deren Hilfe die Tiere anhand des Geruchs, der Gestalt, bestimmter Farben usw. sofort den Artgenossen erkennen. Aus vielen Tierexperimenten geht hervor, daß selbst das Tier bezüglich seiner Artgenossen getäuscht oder verunsichert werden kann. Eben deshalb, weil der Mensch, was seine Instinkte betrifft, schlechter ausgerüstet ist als irgendein anderes Lebewesen, erkennt oder identifiziert er seine Artgenossen nicht so leicht, wie Tiere das tun. Für ihn bestimmen Sprache, Sitten, Kleidung

23

und andere Kriterien, die mehr geistig als instinktiv wahrgenommen werden, wer ein Artgenosse ist und wer nicht, und jede Gruppe, die irgendwie anders ist, wird nicht derselben Gattung Mensch zugerechnet. Hieraus folgt das Paradoxon, daß dem Menschen, eben weil es ihm an Instinkt fehlt, auch das Erlebnis der Identität mit seinen Artgenossen abgeht und daß er den Fremden so erlebt, als ob er zu einer anderen Spezies gehörte; mit anderen Worten, es ist das Menschsein, was den Menschen so unmenschlich macht." [Fromm (1989)]

Alles in diesem Zitat von Fromm ausgeführte lässt sich heutzutage mittels der Ergebnisse der Sozialpsychologie einfacher erklären.

Es ist das unbewusste Gruppenverhalten, durch welches die Zugehörigkeit zur Eigengruppe definiert und die Abgrenzung zu Fremdgruppen vollzogen wird.

„... Menschen schreiben die Essenz des Menschseins ihrer Eigengruppe zu und erachten Fremdgruppen als weniger menschlich." [Leyens (2003)]

Dabei werden Fremdgruppen immer als minderwertiger wahrgenommen, werden diese automatisch abgewertet, und es kommt zur „Infrahumanisierung".

„Wahrscheinlich ist Infrahumanisierung ähnlich wie moralische Ausgrenzung, Delegitimierung und als geringer erachtetes Menschsein ein starker Schutzmechanismus für diejenigen, die in einem ruhigen Umfeld leben wollen. Sie bietet eine Erklärung, warum man sich Apartheid, Kriege und Völkermord im Fernsehen ansehen kann, ohne allzu verstört zu reagieren oder sich in eine psychiatrische Klinik einliefern lassen zu müssen."
[Leyens (2003)]

Aber wenn sich das Individuum an der Gruppe orientiert, weil es ohne diese Orientierung aufgrund der „Unwirklichkeit" nicht auskommt, bleibt die Frage, woran sich die Gruppen orientieren? Denn wie Lowen zurecht in dem anfangs zitierten Textauszug beschreibt, umfängt beide, narzisstisches Individuum wie auch narzisstische Gesellschaft, etwas „unwirkliches".

„Die andere Quelle des Gruppeneinflusses liegt in dem schon beschriebenen Bedürfnis des einzelnen, sich zu orientieren. Dies ist häufig ohne den Bezug zu Gruppenmaßstäben nicht möglich, weil wir uns die meiste Zeit nicht in einer Realität schlechthin bewegen, sondern in einer von uns oder anderen Personen geschaffenen sozialen Realität." [Thomas (1992)]

Und was im folgenden Zitat von Thomas (1992) noch als Widerspruch dargestellt wird, nämlich die Deindividuation auf der einen und Wahrung der Eigenständigkeit auf der anderen Seite, lässt sich durch „symbiotischen Narzissmus als Gruppenphänomen" auflösen.

„*Deindividuation, Aufgehen in der Gruppe und individuelle Verhaltensregulation.*

Die vollständige Anpassung an die soziale Umwelt, das Aufgehen in einer Gruppe, die ent-individualisierte Integration in ein Team *einerseits und andererseits die Entwicklung, Aufrechterhaltung und Verteidigung der individuellen Identität,* ***die Glorifizierung individueller Leistungsfähigkeit, Eigenständigkeit und Macht*** *sowie das Bestreben, sich in seiner Eigenständigkeit deutlich von anderen Menschen abzuheben, Distanz zu halten, stellen* ***ein unauflösliches Dilemma*** *menschlicher Existenz dar. Unter Deindividuation wird ein Zustand verstanden, in dem eine Person in ihrem Denken, Empfinden und Handeln sich so weit den Anforderungen durch eine Gruppe anpaßt und dem Druck bzw. den Attraktionen von Masse und Kollektiv so weit folgt, daß die intrapersonalen Handlungsregulatoren, z. B. die Orientierung an internalisierten Werten und Normen, bedeutungslos werden im Vergleich zur Übermacht externaler Handlungsdeterminanten.*" [Thomas (1992)]

Die Vorteile der Zusammenführung liegen also sowohl in der mytholytischen Wirkung, als auch in der Erweiterung einer individuell/dyadischen Perspektive hin zu der Betrachtung der Wechselwirkungen zwischen Individuum, Gruppen und Gesellschaft.

3.4   => Sozialpsychologie

Welche Wirkungen hätte eine Verbindung zur „klinischen Sozialpsychologie" auf die Sozialpsychologie?
Die Vorteile liegen vor allem in der Erweiterung der Erklärungsansätze.
So wird z.B. durch die Untersuchung von Autisten deutlich, dass Konstrukte wie Konformität, Imitation, Gehorsam, Selfstereotyping … wesentlich komplexer sind als bisher angenommen [z.B. Yafai et al. (2014)].
Im Bereich von Narzissmus werden durch die Integration der klinischen Perspektive in einen „symbiotischen Narzissmus als Gruppenphänomen" auch die Strukturen und Entwicklungen von Gruppen und Gesellschaften verständlicher und in gewissem Rahmen vorhersagbar.
Wir werden an späterer Stelle noch einen Vergleich zwischen dem Konstrukt der „Narzisstischen Persönlichkeit" der klinischen Psychologie sowie der „autoritären Persönlichkeit" der Sozialpsychologie vornehmen.

27

3.4.a   Exkurs: Ambivalenz von Grenzen

Bei der Betrachtung von Grenzen wird heutzutage häufig
nur deren einschränkende Wirkung gesehen. Das vermeintliche Individuum und die Gesellschaft streben
bewusst nach der Überwindung von Grenzen.
In der modernen Kindererziehung wird das Setzen von
Grenzen, häufig verbunden mit der ein oder anderen,
freundlicheren oder weniger freundlichen Ausübung von
Macht, als negativ und kontraproduktiv gesehen.
Doch Grenzen schränken nicht nur ein, sie bieten vor
allem auch Sicherheit und Definition.
Deshalb fehlt Kindern, denen keine Grenzen mehr gesetzt
werden, vor allem Sicherheit und die Möglichkeit, die
Welt innerhalb von überschaubaren Grenzen zu verstehen
und zu entdecken. Aber auch Erwachsene brauchen Grenzen. Die Idee von Grenzenlosigkeit läuft in die Irre – und
führt dann zum gegenteiligen Ruf, den wir innerhalb heutiger Gesellschaften beobachten können, dem Ruf nach
Grenzen, Mauern, Zäunen. Nach kultureller „Identität",
d.h. der Abgrenzung von anderen Kulturen. Wie in vielen
anderen Bereichen, so ist auch bei den Grenzen das Maß
entscheidend. Sinnvoll und notwendig sind also Grenzen,
die zwar ausreichend Sicherheit geben, ohne dabei aber
zu sehr einzuschränken.

4   Vorläufer

Nachdem wir festgestellt haben, dass einer Verbindung zwischen klinischer und Sozial-Psychologie keine prinzipiellen Widersprüche im Wege stehen, und diese Verbindung auf beide Seiten positive Auswirkungen hätte, wollen wir nun einige Vorläufer und Wegbereiter einer „klinischen Sozialpsychologie" betrachten. Bei der Würdigung dieser Vorgänger muss immer bedacht werden, dass die Sozialpsychologie zu ihrer Zeit entweder noch gar nicht existierte oder aber noch in ihren Kinderschuhen steckte. Und insbesondere das „unbewusste Gruppenverhalten" war noch nicht in dem heutigen Maße erforscht.

4.1   Adler

An Alfred Adler ist besonders spannend, dass er bei einem individuellen, „solipsistischen" Ansatz anfing. Noch in der „Studie über Minderwertigkeit von Organen" [in den Zitaten kurz „Studie" genannt] geht Adler von einem individuellen Ansatz aus.

"*Trotzdem gilt auch für den Ansatz der 'Studie', dass darin das Subjekt mit seinen Organen allein ist. Er ist, wie der Freudsche, ein solipsistischer, ein sozial-atomisti-*

29

scher Ansatz, ein Ansatz, der den Menschen beschreibt,
ohne einen Blick auf die Tatsache zu werfen, dass seine
Existenz "ihrem innersten Wesen nach das Leben mit und
für den Mitmenschen ist" (Harvey Cox)."
[Vorwort zu Adler (1977)]

Doch sich u.a. von Freud lösend, entwickelte Adler einen
sozial-dynamischen Ansatz.

„In den fünf Jahren zwischen 'Studie' und 'Nervösen Cha-
rakter' findet nun eine Entwicklung statt, an deren Ende
die Szene völlig verändert ist.
... Im Mittelpunkt der Betrachtungen standen früher
Organe zwischen anderen Organen an einer bestimmten
Stelle im Organismus und mit einer bestimmten Funktion
in ihm.
Jetzt finden wir an deren Stelle Menschen zwischen ande-
ren Menschen, an einer bestimmten Stelle und mit einer
bestimmten Rolle in Gebilden, die selbst aus lebenden
Menschen bestehen, und mit bestimmten Spannungen und
Tendenzen zwischen ihnen." [Vorwort zu Adler (1977)]

Es sind also die Wechselwirkungen und Beziehungen
zwischen Individuum und Gruppe, von denen die Ausprägung einer psychischen Erkrankung abhängen – über
einen „Positionseffekt".

„Auch die körperliche Beeinträchtigung wirkt neurose-erzeugend nur auf dem Umweg über ihren Positionsef-fekt, als Anlass einer erlebten Unterlegenheit im Ver-gleich mit anderen.

*... Voll verständlich wird dies erst durch die Klärung einer weiteren Bedeutung von 'Position'. Sie bedeutet nämlich nicht nur eine bestimmte Stelle in einem Koordi-natensystem, sondern außerdem **eine Zugehörigkeit oder Nichtzugehörigkeit zu einer Gruppe – und zu den ande-ren überhaupt -, das Innerhalb- oder Außerhalbsein, das Aufgenommen- oder Isoliertsein.** Diese beiden Posi-tionen sind zwei Verhaltensweisen des Menschen zuge-ordnet, die man am besten mit einem Ausdruck der ver-gleichenden Verhaltensforschung als **"Freundverhalten"** und **"Feindverhalten"** bezeichnet."*

[Vorwort zu Adler (1977)]

Was in dem vorhergehenden Zitat noch aus der Verhal-tensforschung als „Freundverhalten" und „Feindverhal-ten" entlehnt wird, lässt sich heute über die Untersuchun-gen der Sozialpsychologie zu „in-group" und „out-group" Verhalten besser erklären. Vor allem werden dadurch auch die (häufig unbewussten) Prozesse, durch die es zur Zugehörigkeit bzw. Ausgrenzung kommt, deutlich.

[Die nachfolgenden Texte über Vygotsky und Bronfenbrenner sind weitgehend dem Buch „Ganz; Schmidt; Döhler; Döhler: Autismus – Sexualität – Partnerschaft" (in Druck) entnommen.]

4.2 Vygotsky

Das „Kultur Historische Konzept" KHK von Vygotsky ist vor allem auch auf die (pädagogische) Anwendung bei der Förderung behinderter Kinder ausgerichtet. In dem Buch „Fundamentals of Defectology" [Vygotsky (1929)] vergleicht Vygotsky deshalb verschiedene zeitgenössische pädagogische Ansätze.
Aufbauenden auf Alfred Adler und William Stern, betrachtet Vygotsky besonders die Interaktion zwischen behindertem Kind und kulturellem Umfeld. Dabei beschäftigt er sich vorwiegend mit blinden und taub-stummen Kindern, sowie Kindern mit geistiger Behinderung.

„Es ist selbstverständlich, dass Blindheit und Taubheit biologische Faktoren sind, und in keiner Weise soziale. Wichtig jedoch ist, dass die Erziehung nicht so sehr mit diesen biologischen Faktoren umgehen muss, wie mit ihren sozialen Konsequenzen. Wenn wir ein blindes Kind erziehen, dann müssen wir uns nicht so sehr mit der Blindheit beschäftigen, wie mit jenen Konflikten, die dem

blinden Kind bei seinem Eintritt in die Welt begegnen.
Zu diesem Zeitpunkt werden alle Systeme, die das soziale
Verhalten des Kindes bestimmen, gestört. Und deshalb
scheint es mir von einer pädagogischen Sicht wichtig,
durch die Erziehung eines solchen Kindes diese sozialen
Brüche vollständig zu beheben." [Vygotsky (1929)]

Vygotsky ist der Überzeugung, dass man, statt zu fragen
„Welche Krankheit/Behinderung hat der Mensch?", die
Fragen stellen muss: „Welcher Mensch hat die Krankheit/
Behinderung?" und „In welcher und durch welche sozio-
kulturelle(n) Umgebung ist die Krankheit/Behinderung
entstanden?"

„Einfacher gesagt, aus der psychologischen und pädago-
gischen Perspektive ist die Frage häufig in groben physi-
schen und medizinischen Begriffen gestellt worden. Ein
physisches Handicap wurde analysiert und kompensiert
als genau das, ein Handicap. Blindheit wurde definiert
als einfach die Abwesenheit von Sehkraft, Taubheit als
das Fehlen des Hörens, als ob wir es mit einem blinden
Hund oder einem tauben Schakal zu tun hätten.
Darüber hinaus haben wir die Tatsache aus den Augen
verloren, dass im Gegensatz zum Tier ein körperliches
Handicap in einem Menschen die Persönlichkeit nicht
direkt beeinflussen kann, weil das Auge und das Ohr

33

eines Menschen nicht nur physische Organe sind, sondern auch soziale Organe, denn zwischen der Welt und einem Menschen steht sein soziales Umfeld, das alles, was vom Menschen zur Welt und von der Welt zum Menschen ausgeht, lehrt und leitet.

Menschen haben keine einfache, asoziale, direkte Kommunikation mit der Welt. Ein Verlust des Sehens oder Hörens bedeutet also in erster Linie das Scheitern wichtiger sozialer Funktionen, die Degeneration gesellschaftlicher Bindungen und die Störung aller Verhaltenssysteme.

In der Psychologie und in der Pädagogik muss das Problem der Behinderung eines Kindes als soziales Problem aufgefasst und begriffen werden, denn der soziale Aspekt, der früher unbemerkt war und gewöhnlich als sekundär angesehen wurde, erweist sich in der Tat als überragend und zentral. *Dies muss an die Spitze unserer Liste gestellt werden. Wir müssen dieses soziale Problem mutig betrachten, gerade heraus.*" [Vygotsky (1929)]

Was heute im Bereich der Forderung und Förderung von Inklusion teilweise heftig diskutiert wird, findet man bereits Ende der 1920er Jahre bei Vygotsky.

Dabei muss man bedenken, dass zur Zeit Vygotskys weder die Sozialpsychologie als Disziplin, geschweige denn die aktuellen Forschungsergebnisse zu unbewusstem Gruppenverhalten existierten.

4.3   Bronfenbrenner

Versteht man Entwicklung als wechselseitige Interaktion zwischen Individuum und soziokultureller Umwelt, inklusive Rückkoppelungen, ist ein bis heute nicht nur in der Autismus-Forschung vertretener individuell/dyadischer Ansatz häufig zu kurz gegriffen. Der ökosystemische Ansatz Bronfenbrenners wäre dagegen oft besser geeignet.

Bronfenbrenner hat eine Zeitlang mit Leontjev, einem Schüler von Vygotsky, gearbeitet. Und baut seinen Ansatz auf das KHK (Kultur Historisches Konzept) von Lev Vygotsky auf.

„Das gesamte psychologische Leben eines Individuums besteht aus einer Folge von kämpferischen Zielen, die auf die Lösung einer einzigen Aufgabe gerichtet ist: eine bestimmte Position in Bezug auf die immanente Logik der menschlichen Gesellschaft, oder den Forderungen des sozialen Umfelds, zu sichern.

Letztlich wird das Schicksal der Persönlichkeit nicht durch die Existenz eines Defektes an sich definiert, sondern durch seine sozialen Konsequenzen, durch seine sozio-psychologische Verwirklichung. Im Zusammenhang damit wird es notwendig, dass der Psychologe jeden psychologischen Akt nicht nur in Bezug auf die Vergangenheit, sondern auch in Verbindung mit der zukünftigen Richtung der Persönlichkeit versteht.“ [Vygotsky (1929)]

Anders als bei Vygotsky, bei dem vor allem die pädagogische Anwendung im Vordergrund steht, entwickelt Bronfenbrenner eine Forschungsmethode:

„Definition 1. Die Ökologie der menschlichen Entwicklung ist die wissenschaftliche Erforschung der fortschreitenden, gegenseitigen Anpassung während der gesamten Lebensdauer, zwischen einem wachsenden menschlichen Organismus und den sich verändernden unmittelbaren Umgebungen, in denen es lebt, da dieser Prozess von den Beziehungen innerhalb und zwischen diese unmittelbaren Settings betroffen ist, sowie die größeren sozialen Kontexte, sowohl formale als auch informelle, in denen die Settings eingebettet sind. “ [Bronfenbrenner (1977)]

Dabei möchte Bronfenbrenner die reinen Laborexperimente vor allem durch Feldstudien ergänzen, weil diese wesentlich lebensnaher sind. Bissig charakterisiert er die allein auf Laborexperimenten basierende Entwicklungspsychologie:

*„Aus dieser Perspektive kann man sagen, dass ein Groß-
teil der zeitgenössischen Entwicklungspsychologie die
Wissenschaft des seltsamen Verhaltens von Kindern in
seltsamen Situationen mit seltsamen Erwachsenen für die
kürzest möglichen Zeiträume ist."*
[Bronfenbrenner (1977)]

Man kann wohl mit Fug und Recht sagen, dass es sich
bei der klinischen Psychologie zur Zeit häufig nicht viel
anders verhält. Es werden (kranke) Individuen in unna-
türlichen Umgebungen in möglichst kurzer Zeit begut-
achtet und behandelt.
Zudem weist bereits Bronfenbrenner darauf hin, dass die
Begrenzung auf dyadische Prozesse zum Verständnis von
menschlichem Verhalten und menschlicher Entwicklung
nicht ausreicht.

*„... das Verständnis der menschlichen Entwicklung benö-
tigt mehr als die direkte Beobachtung des Verhaltens von
einem oder zwei Personen an der gleichen Stelle.
Es bedarf der Untersuchung von Multipersonensystemen
der Interaktion, die nicht auf ein einziges Setting be-
schränkt sind, und müssen Aspekte der Umwelt über die
unmittelbare Situation hinaus, in der sich das Subjekt
befindet, berücksichtigen. "* [Bronfenbrenner (1977)]

Eine umfassende Darstellung des Ansatzes von Bronfenbrenner ist hier allein schon aus Platzgründen leider nicht möglich. Wir verweisen auf die Literaturhinweise im Anhang und geben hier als kurze Zusammenfassung den Text aus www.wikipedia.de wieder:

„Ökosystem bedeutet dabei die gesamte materielle und soziale Umwelt eines Menschen.

Ökologie: biologische Wechselbeziehung zwischen Organismen und deren natürlicher Umwelt

System: Gesamtheit von Elementen, die aufeinander bezogen bzw. miteinander verbunden sind und in Interaktion miteinander stehen

Das gesamte Ökosystem eines Menschen unterteilt Bronfenbrenner in folgende Systemebenen:

Mikrosysteme
umfassen die unmittelbaren Beziehungen eines Menschen zu anderen Menschen oder zu Gruppen, also beispielsweise die Beziehung zur Familie, der Schule, dem Arbeitsplatz etc. Auf dieser Ebene der persönlichen Beziehungen gestalten beispielsweise Kleinkinder in

Interaktion mit den Bezugspersonen ihre eigenen Ent-
wicklungsbedingungen mit.

Mesosystem

ist die Gesamtheit der Beziehungen eines Menschen, also
die Summe der Mikrosysteme und die Beziehung zwi-
schen ihnen. Ein Beispiel für eine mesosystemische Inter-
aktion ist das Zusammenspiel zwischen Kindertagesstätte
und Elternhaus.

Exosystem

ist ein Beziehungsgeflecht, dem die Person nicht direkt
angehört, so dass sie nur einen beschränkten oder gar
keinen Einfluss auf dessen Gestaltung hat. Dennoch
haben die Exosysteme mitunter erheblichen Einfluss, da
ihm Bezugspersonen der Person angehören. Ein solches
Exosystem ist zum Beispiel die Arbeitsstelle der Mutter
eines Kindes. Wenn diese zum Beispiel Schichtarbeit voll-
zieht, fehlt vermehrt die Mutter-Kind Interaktion.
Die geringen Einflussmöglichkeiten bei gleichzeitig
hoher Wirkung werden etwa am Beispiel der Interaktion
zwischen Lehrern und Eltern bei der Schulwahl am Ende
der Primarstufe deutlich. Auch Wohnumgebung oder
Massenmedien sind wichtige Einflussfaktoren für ein
Kind.

Makrosystem
*ist die Gesamtheit aller Beziehungen in einer Gesell-
schaft, damit auch der Normen, Werte, Konventionen,
Traditionen, der kodifizierten und ungeschriebenen
Gesetze, Vorschriften und Ideologien.*

Chronosysteme
*umfassen die zeitliche Dimension der Entwicklung, z. B.
die markanten Zeitpunkte in der Entwicklung, und deren
biografische Abfolge. Bronfenbrenner unterscheidet zwischen „normativen" Chronosystemen (wie dem Schulein-
tritt oder der Aufnahme der Berufstätigkeit) und „non-
normativen" (etwa schwere Krankheit von Angehörigen
oder Lotteriegewinn)."*

Legt man dieses ökosystemische Modell zugrunde, so
wird sofort deutlich, dass die Beschränkung der Betrachtung allein auf die eigene Kultur die Erkenntnisse be-
schränkt und verzerrt. Ohne die Kulturübergreifende
Sozialpsychologie erscheinen zudem viele Verhaltensweisen auf der Ebene des Makrosystems als unbedingt
und fest. Und nicht als relativ, veränderlich und kulturab-
hängig, sondern als allein und immer gültig.

4.4   Kulturübergreifende Sozial-Psychologie

Anders als die Sozialpsychologie, die Gruppenprozesse und Interaktionen innerhalb eines gesellschaftlichen Makrosystems betrachtet, und in diesem z.B. das unbewusste Gruppenverhalten aufdeckt und untersucht, vergleicht die kulturübergreifende Sozialpsychologie verschiedene gesellschaftliche Makrosysteme, sowie deren Werte und das Verhalten von Gruppen und Individuen in diesen. Und so wie die Sozialpsychologie auf der Ebene des vermeintlich bewussten, rationalen und autonomen Verhaltens mytholytisch wirkt, so hat die Kulturübergreifende Sozialpsychologie diese Wirkung u.a. bei Emotionen, wie diese z.B. wahrgenommen und gezeigt werden.

4.4.a   Mytholytische Wirkung II

Viele Verhaltensweisen und Eigenschaften werden durch (unbewusste) Lernprozesse innerhalb einer Kultur vermittelt. Betrachtet man also z.B. die Bewertung von Ereignissen (event appraisal), welche Emotionen in einer Situation entstehen und wie diese gezeigt werden, aber auch welche Geschlechterrollen Männer und Frauen übernehmen, … so erscheinen diese als statisch und unbedingt, weil sie durch die kulturelle Bedingtheit innerhalb einer Kultur sehr gleichförmig sind. Vergleicht man jedoch gesellschaftliche Makrosysteme miteinander, wie es die Kulturübergreifende Sozialpsychologie macht, dann wird sehr schnell deutlich, wie abhängig viele Verhaltensweisen und Eigenschaften des Individuums vom kulturellen Kontext sind.

Wir können hier diesen Forschungsbereich nicht komplett wiedergeben, verweisen aber gerne auf das Buch von Smith und Bond „Social Psychology Across Cultures". In diesem wird u.a. ausführlich beschrieben, wie unterschiedlich in verschiedenen Kulturen folgende Punkte sind:

- *Partner Präferenzen*
- *Geschlechts-Stereotypen*
- *Decodierung von Emotionen*
- *Emotionen erleben*
- *Zeigen von Emotionen*
- *Ereignisbeurteilung und Emotionen*
- *Erläuterung der Ursachen des Verhaltens anderer*
- *Auswählen, was wir anstreben*
- *Selbstachtung*
- *Subjektives Wohlsein*
- *Wahrgenommene Lebensqualität* "

[Smith, Bond (1998)]

Exemplarisch sei kurz auf die Ereignisbeurteilung eingegangen.

4.4.b   Ereignisbeurteilung und Emotionen

Ohne die Kulturübergreifende Sozialpsychologie kann man schnell dem Irrtum unterliegen, dass man auf ein Ereignis nur mit einem Gefühl reagieren kann.

Doch auch die emotionale Reaktion auf ein Ereignis und die Einschätzung, ob das emotionale Gefühl sozial akzeptabel ist, wird kulturell geprägt.

„Die Kultur übt dann einen entscheidenden Einfluss auf die Emotionen aus durch die Gestaltung, wie ein bestimmtes Ereignis interpretiert oder eingeschätzt wird. ... Die Kultur wird auch prägen, ob Menschen das resultierende emotionale Gefühl als sozial akzeptabel bewerten oder nicht. ... Schließlich beeinflussen Kulturen die Art und Weise, wie Emotionen in einer gegebenen Situation gezeigt und auf sie reagiert werden (Mesquita und Frijda, 1992)." [Smith, Bond (1998)]

Zusammenfassend muss man feststellen, dass Forschungsansätze zu Emotionen – nicht nur bei Autisten – über individuell/dyadische Ansätze hinaus gehen müssen, sollen sie zu wegweisenden Ergebnissen führen.

Und auch wird wieder deutlich, dass die sozio-emotionale Entwicklung innerhalb eines sozio-kulturellen Umfelds

stattfindet und deshalb diesem Umfeld Beachtung ge-
schenkt werden muss.

5 Zusammenfassung

Bisher haben wir dargestellt, dass der Verbindung von
klinischer und Sozial-Psychologie zur „klinischen Sozialpsychologie" zum einen keine Widersprüche entgegen
stehen und zum anderen, dass aus dieser Verbindung
positive Effekte und Erweiterungen für beide Fachgebiete
entstehen können. Am Beispiel der Autismusforschung
wird deutlich, dass das Phänomen Autismus als Vulnerabilität innerhalb eines sozio-kulturellen Kontextes nur
verstanden und erforscht werden kann durch die Verbindung der klinischen Symptome auf der einen mit den
Ergebnissen der Sozialpsychologie auf der anderen Seite.
Auch die aus der Vulnerabilität resultierenden Probleme
können nur innerhalb einer klinischen Sozialpsychologie
verstanden und behandelt werden. Denn es ist die Interaktion zwischen Individuum und Gruppen, die zu Problemen führen kann. Es ist eben nicht nur der Autist, der
sich von der Interaktion zurück zieht, es sind vor allem
auch Gruppen, die Autisten ausgrenzen und die Teilnahme an den „communities of practice" [Wenger (1998)]
verwehren. Auf diese Weise werden Autisten die Grund-
bedingungen für eine gesunde Entwicklung vorenthalten.

III. NARZISSMUS

Nach den grundsätzlichen Überlegungen zur klinischen Sozialpsychologie wenden wir uns nun der Betrachtung des Narzissmus zu. Hierbei wenden wir, wie auch schon bei der Autismus Theorie, erneut die Verbindung von klinischer und Sozial-Psychologie an.

Akzeptiert man sowohl, dass Narzissmus ein prägendes Element unserer aktuellen Gesellschaft ist, als auch die Wechselwirkungen zwischen Gesellschaft und Individuum, dann bietet die neue Perspektive wichtige Impulse zum Verständnis der narzisstischen Störungen nicht nur des Individuums, sondern auch der Gesellschaft insgesamt.

1   Zeitalter des Narzissmus

Jede Epoche hat ihre eigenen Struktur und die zu dieser Struktur passende psychische Störung. Diese Störung muss nicht unbedingt die am häufigsten vorkommende, nicht die mit den tragischsten Folgen … sein, sondern es ist diejenige, die am Besten zur Struktur der Gesellschaft passt und deshalb die meiste Aufmerksamkeit genießt. In der Viktorianischen Zeit war die Struktur vor allem gekennzeichnet durch Prüderie und Unterdrückung der

Sexualität. Unter anderem daraus resultierend war die Hysterie die psychische Störung, die im Fokus des Interesses stand.

„Gesellschaftliche Einflüsse: Jede Epoche entwickelt ihre eigenen, besonderen Krankheitsbilder, die in übertriebener Form die zugrundeliegenden Charakterstruktur zum Ausdruck bringen. Zu Zeiten Freuds steigerten Hysterie und Zwangsneurosen jene Charakterzüge ins Extrem, die mit der kapitalistischen Gesellschaftsordnung in einer früheren Phase ihrer Entwicklung verbunden waren: Habsucht, fanatischer Arbeitseifer und eine harte Unterdrückung der Sexualität.“ [Lasch (1980)]

Nach dem Weltkrieg, so beschreibt Lasch, hat sich das Bild gewandelt hin zu einer narzisstischen Grundstruktur der Gesellschaft und narzisstischen Persönlichkeitsstörungen bei den Menschen.

„»Was die Hysterie und die Zwangsneurosen... zu Beginn dieses Jahrhunderts für Freud und seine frühen Kollegen waren«, notiert Michael Beldoch, »sind für den praktischen Analytiker der letzten Jahrzehnte vor der Jahrtausendwende die narzißtischen Störungen. Die heutigen Patienten leiden im großen und ganzen nicht an hysterischen Paralysen der Beine oder an Waschzwängen; statt

dessen ist bei ihnen das psychische Ich empfindungslos geworden, das müssen sie immer wieder bürsten, in einem endlosen, erschöpfenden Mühen, sauber zu werden.« Diese Patienten klagen über das »alles beherrschende Gefühl von Leere und eine tiefe Störung ihrer Selbstachtung«." [Lasch (1980)]

Die „Störung", die jedoch in unserer Zeit die meiste Aufmerksamkeit genießt, ist nicht der Narzissmus – sondern der Autismus. Und diese gesteigerte, ja übertriebene Aufmerksamkeit findet sich sowohl in den Medien als auch in der Forschung. Autismus ist das beherrschende Thema unserer Zeit und ist zugleich das bunte Karussell auf dem Rummelplatz der Eitelkeiten. Seit Jahrzehnten werden jährlich einige zigtausend Studien zum Thema Autismus veröffentlicht, doch es gibt keinen Erkenntnisgewinn. Man dreht sich im Kreis mit den immer gleichen bunten „Theorien", die genauso regelmäßig wieder auftauchen wie die Feuerwehr, das Pferdchen, Auto und Motorrad beim Kinder-Karussell.

2 Individuum

Wenden wir uns als erstes dem Erscheinungsbild von Narzissmus im Individuum zu, auch wenn es bereits weitgehend beschrieben ist. Einige für das Verständnis zentrale Punkte, gerade auch im Verhältnis zu Gruppen und zur Gesellschaft als symbiotischem Narzissmus, wollen wir jedoch hier hinzufügen.

2.1   Unwirklichkeit

Das Grundproblem bei Narzissten ist die Notwendigkeit der Umwertung, d.h. der Aufwertung der eigenen Person und Abwertung der Umwelt.

„Generell betrachtet ist Narzissmus (aus der analytischen Sicht) eine Reaktion auf die bereits erfahrene und daher für die Zukunft wieder befürchtete Angst vor dem Verlust eines geliebten Bezugsobjektes.
Eine starke Persönlichkeitsarchitektur (i.e. in der Regel eine bereits differenzierte und erwachsene P) kann diese Angst zulassen, ggf. auch adäquat nach außen zeigen und damit umgehen.
Eine schwächere Persönlichkeit, zum Beispiel ein Kind in seiner frühen Entwicklungsphase, empfindet diesen Verlust als eine existenzielle Bedrohung, dem es nichts entgegensetzen kann. Um damit indirekt (= neurotisch) umgehen zu können, beginnt es das Bezugsobjekt a priori abzuwerten und sich aufzuwerten, um im Falle eines Verlustes der Beziehung vor sich selbst den Schaden möglichst gering zu halten." [Schmidt; Ganz (2016)]

Aus dieser psychischen Notwendigkeit einer Umwertung resultiert vor allem die Furcht vor der Wirklichkeit. Denn der direkte Kontakt mit dieser würde die Umwertung als Illusion erweisen. Der narzisstische Mensch hat also neben bzw. wegen der Notwendigkeit zur Aufwertung der eigenen Person und Abwertung des Umfelds ein gestörtes Verhältnis zu Umwelt und Wirklichkeit.

„In dem Maße, wie ein Mensch narzißtisch ist, hat er einen doppelten Maßstab für seine Wahrnehmungen. Nur er selbst und was zu ihm gehört, besitzt Signifikanz, während die übrige Welt mehr oder weniger ohne Gewicht und Farbe ist, und ein narzißtischer Mensch weist aufgrund dieses doppelten Maßstabs **schwere Defekte in seinem Urteilsvermögen und seiner Fähigkeit zur Objektivität** *auf.“* [Fromm (1989)]

Die Umwelt stellt für Narzissten zwei tiefgreifende Probleme dar.

Zum einen wandelt sich die Umwelt ständig und verursacht dadurch neue Ängste.

Zum anderen ist der Kontakt mit der Wirklichkeit sowohl Maßstab als auch Kontrolle für den eigenen (übersteigerten) Selbstwert.

49

Um Sicherheit zu erlangen und das eigene übersteigerte Selbstwertgefühl aufrecht erhalten zu können, sind Ideologien das Mittel der Wahl, nicht nur für Narzissten.

„Noch fester fasst der Nervöse seinen Gott, sein Idol, sein Persönlichkeitsideal ins Auge und klammert sich an seine Leitlinie, verliert dabei mit tieferer Absicht die Wirklichkeit aus dem Auge, während der Gesunde stets bereit ist, dieses Hilfsmittel, diese Krücke aufzugeben und unbefangen mit der Realität zu rechnen. Der Neurotiker gleicht in diesem Falle einem Menschen, der zu Gott aufschaut, ihm seine Wege empfiehlt und nun gläubig harrt, wie der Herr es lenken werde; er ist ans Kreuz seiner Fiktion geschlagen. Auch der Gesunde kann und wird sich seine Gottheit schaffen, sich nach oben gezogen fühlen, wird aber nie die Wirklichkeit aus dem Auge verlieren und mit ihr seine Rechnung machen, sobald es aufs Wirken und Schaffen ankommt.“ [Adler (1977)]

2.1.a   Exkurs: Ideologie

Was kennzeichnet eine Ideologie? Wie kann man diese identifizieren und somit unterscheiden?
Nach unserer Definition ist eine Ideologie vor allem ein „exklusives Heilsversprechen".

Im Vordergrund einer Ideologie steht also immer ein Heilsversprechen. Dieses besagt, dass, wenn man den in der Ideologie enthaltenen Anweisungen und Regeln folgt, dies zum „Heil" führt, wie immer dieses auch aussehen mag. Sei es das Heil des „Paradieses", der „72 Jungfrauen", die „ewige Gesundheit und Jugend" als moderner Ersatz des „ewigen Lebens", ...

Und eine Ideologie ist insofern immer „exklusiv", weil immanent transportiert wird, dass nur dieser eine Weg zum „Heil" führt – und alle anderen Wege automatisch ins Verderben führen.
Nur diese eine Diät macht schlank, nur dieser eine Glaube ist der Weg zum Paradies (weshalb die Ökumene auch kaum wird funktionieren können) …
Einer Ideologie muss unkritisch gefolgt werden, Alternativen dürfen nicht einmal erwogen werden.
Eine Ideologie stellt sich immer als der einzig mögliche Weg dar und verbietet und verhindert kritisches Denken.

Um die „Exklusivität" umzusetzen und durchzusetzen, wird immer ein externer „Feind" benötigt, gegen den man sich zum einen abgrenzen kann, und den es zu bekämpfen gilt. Die destruktive Intoleranz gegenüber anderen Ansätzen und andersdenkenden Menschen führt in aller Regel zu Gewaltexzessen gegen diese.

„Die «erfolgreiche» Fahndung nach Hexen, deren durch Folter erpreßten Geständnisse und die spektakulären Verbrennungen konnten die Illusion vermitteln, sämtliche Leid verursachenden Übel mit den Hexen allmählich austreiben zu können. Wenn auch Papst Innozenz VIII. von Hexen beiderlei Geschlechts sprach und wenn gelegentlich der Hexenjagd auch Männer zum Opfer fielen, konzentrierte sich die Projektion doch weit überwiegend auf Frauen. ... Inzwischen gibt es zwar längst keine Hexenprozesse mehr. aber in zahlreichen Abkömmlingen manifestiert sich weiterhin die Tendenz, Leiden schlechthin durch Anprangerung und Vernichtung von verteufelten Außenfeinden zu beseitigen. ... Es ist indessen irreführend, die Leidensabwehr durch Außenprojektion lediglich in solchen furchtbaren Extremvarianten zu suchen: Schließlich gehört das zugrunde liegende Reaktionsmuster zu den verbreitetsten Bewältigungstechniken des alltäglichen Lebens.“ [Richter (1982)]

Eine Ideologie dient der Leidensabwehr durch das Ziehen starrer und viel zu enger Grenzen, durch das Ausschalten von Kritik und die Abgrenzung und Intoleranz gegenüber Außenstehenden.

Eine Ideologie bietet eine vermeintliche Sicherheit und Orientierung, weil sie immer behauptet, dass nur sie zum

Ziel führt, dass umständliche, kritische und verunsichern-
de Abwägungen und Überlegungen unnötig sind.
Ideologien und Ideologen finden sich in allen Bereichen
– neben nicht ideologischen Anteilen. Sie finden sich in
Religionen, in der Politik und Wissenschaft, im Gesund-
heitssektor … und sind in aller Regel ein gutes Geschäft.

Dabei ermöglicht die Definition von Ideologie als „exklusives Heilsversprechen" die Unterscheidung zwischen
z.B. dem ideologischen und theologischen Teil einer
Religion, dem ideologischen und rationalen Teil von
Gesundheitsvorsorge, Politik …
So kann man z.B. den islamistischen Terror als Ideologie,
die immer destruktiv ist, zumindest theoretisch von der
religiösen Seite des Islam unterscheiden.

Ideologien verschaffen ihren Anhängern zum einen eine
unkritische Gruppenzugehörigkeit, zum anderen das
Gefühl, zu den „Auserwählten" zu gehören.
Und bieten vor allem simple Antworten auf komplexe
menschliche Probleme.
Dabei wirken sie, wie der Narzissmus auch, immer
destruktiv. Und das unabhängig von der jeweils verwen-
deten und letztlich austauschbaren theoretischen „Recht-
fertigung".

2.2   Vermeidung von Veränderung

Veränderung ist immer ein Weg ins Ungewisse, und verursacht dadurch Ängste. Für Narzissten wird Veränderung aber als noch bedrohlicher wahrgenommen, weil die eigene Aufwertung durch die Veränderungen in Gefahr geraten könnte. Veränderung beinhaltet immer auch die Möglichkeit des Scheiterns.
Sokrates wird der folgende Spruch zugeschrieben:

Das Geheimnis der Veränderung ist,
dass man sich mit all seiner Energie
nicht darauf konzentriert,
das Alte zu bekämpfen, sondern darauf,
das Neue zu erbauen.

Bei Narzissten dagegen kann man das Gegenteil beobachten. Sie bekämpfen mit der gleichen glühenden Intensität das Alte, wie sie das Neue fürchten. Es sind die Schein- und Spiegelkämpfe, die narzisstisches Verhalten kennzeichnen. In einer Welt voller Menschen und damit voller Fehler und Irrtümer, finden sich beliebig viele Dinge, die man bekämpfen kann. Und das fast ohne Gefahr zu laufen, dass sich etwas verändern wird.

2.3 Ignorierung

Um die narzisstische Selbstwahrnehmung sichern zu können, muss also die Umwelt, weil Maßstab, mit allen ihren Facetten ignoriert werden.

2.3.a unterschiedlicher Kompetenzebenen

In vielen Bereichen findet man heute in der Wahrnehmung von Menschen die Ausblendung unterschiedlicher Kompetenzebenen. Wissenschaftler und Spezialisten, die sich ein Leben lang mit einem Thema intensiv beschäftigt haben, werden in keiner Hinsicht als kompetenter wahrgenommen. Im Gegenteil trifft man immer häufiger auf den „Dunning-Kruger Effekt". Dieser postuliert, dass mit sinkender Kompetenz auch immer mehr die Mittel zur Wahrnehmung der fehlenden Kompetenz fehlen.

Das bedeutet folglich, dass sich Menschen, je weniger sie von einer Sache Kenntnis haben, für umso kompetenter halten.

Als Folge werden Kompetenzen sowie wissenschaftliche Prinzipien und Ergebnisse nicht anerkannt – und das häufig gegenseitig, was dann zu einem fruchtlosen Austausch führt, der den Namen Dialog oder Diskurs nicht verdient.

2.3.b   der Wirklichkeit

Letztlich wird die Wirklichkeit als ganzes ignoriert oder beliebig interpretiert. So leben wir in einer postfaktischen Gesellschaft mit "alternativen Fakten". Narzissten leben in einer Pippi Langstrumpf Idylle des „Ich mache mir die Welt, wie sie mir gefällt".

Als Folge ist eine zentrale Eigenschaft von Narzissten, dass diese weitgehend beratungsresistent sind. Denn Beratung bedeutet ja nicht nur die Konfrontation mit der Wirklichkeit, sondern auch noch die Drohung eines Prozesses, der zu Veränderungen führen soll.

„Auch die notwendigen Einschränkungen durch die Wirklichkeit, wo sich hart im Raume die Dinge stoßen, drängen ihn gemäß seiner Einstellung nicht zur Beseitigung der vorgefaßten Fiktion, sondern nur zur seiner Wandlung ins Pessimistische. Noch konsequenter versucht der psychotische Patient die Realisierung seiner Fiktion durchzusetzen.
Der Neurotiker zappelt im Realen an seiner selbstgeschaffenen Leitlinie und gelangt dadurch zu einer scheinbaren Spaltung seiner Persönlichkeit, dass er der realen und imaginären Forderung gerecht werden will, um

durch diesen Zweifel zu bremsen und ihn im stecken zu bleiben." [Adler (1977)]

2.4 (Auto-)destruktive Strukturen

Wird die Wirklichkeit als Bedrohung wahrgenommen und Veränderung gefürchtet, dann ist eine wichtige Frage für das Verständnis der narzisstischen Persönlichkeit, wie das menschliche Bedürfnis nach „Wirkmächtigkeit" überhaupt befriedigt werden kann.

"*Der Mensch kann von der Liebe oder von der Leidenschaft getrieben werden, zu zerstören; in beiden Fällen befriedigt er eines seiner existentiellen Bedürfnisse: das Bedürfnis, etwas zu »bewirken«, jemand zu bewegen.*" [Fromm (1989)]

Wir hatten bereits eingangs erwähnt, dass es die destruktiven Handlungsstrukturen sind, an denen man Narzissmus erkennen kann. Nicht fähig zu konstruktivem Handeln in der Wirklichkeit, sind es die destruktiven Handlungen, die zudem keinerlei Kompetenzen erfordern, die das Bedürfnis nach Wirkmächtigkeit befriedigen.
Für das Hochziehen einer Mauer braucht man Übung und Kompetenzen und kann auch daran scheitern.

Für das Einreißen einer Mauer braucht es dagegen nur einen Vorschlaghammer.

Die Destruktivität ist bei Narzissten aber nicht nur im Außenverhältnis zu beobachten, sondern richtet sich auch gegen sie selber, und das in zwei Bereichen.

Zum einen durch autodestruktives Verhalten wie z.B. Medikamenten- oder Alkoholabhängigkeit.

Auf der anderen Seite ist die Notwendigkeit der Abwehr von bedrohlichen Ereignissen oder kritischen Menschen so stark, dass diese mit aller Macht bekämpft werden – selbst wenn der daraus resultierende eigene Schaden um ein vielfaches höher ist als der des Gegners.

In besonders heftiger Form tritt das (auto)destruktive Verhalten hervor, wenn der Narzissmus verletzt wird.

„Wenn andere seinen Narzißmus verletzen, indem sie ihn geringschätzig behandeln, ihn kritisieren und bloßstellen, weil er etwas Falsches gesagt hat, wenn sie ihn beim Spiel schlagen oder bei zahlreichen anderen Gelegenheiten kränken, dann reagiert ein solcher narzißtischer Mensch gewöhnlich mit intensivem Zorn oder mit Wut, ob er es nun zeigt oder nicht. Es kommt sogar vor, daß er sich dessen selber nicht bewußt ist. Wie intensiv diese aggressive Reaktion oft sein kann, zeigt sich daran, daß

ein solcher Mensch jemandem, der seinen Narzißmus verwundet hat, dies niemals verzeiht und daß sein Rachedurst oft größer ist, als wenn ihn jemand körperlich verwundet oder um sein Eigentum gebracht hätte."
[Fromm (1989)]

Ein zentrales und wichtiges Problem bei Narzissten ist die Narzissmusfalle. Narzissten können ihr Verhalten kaum ändern, weil Veränderung als gefährlich und bedrohlich empfunden wird. Das bedeutet aber auch, dass eine Persönlichkeitsentwicklung so gut wie unmöglich ist. Auch die Fähigkeit Kränkungen, z.B. durch Kritik, zu verzeihen, ist für die Entwicklung der Persönlichkeit notwendig. Doch diese fehlt weitgehend bei Narzissten.

2.5   Kommunikation

Die Notwendigkeit sowohl den Kontakt mit der Wirklichkeit als Maßstab für Selbstwert, als auch Angst erzeugende Veränderungen zu vermeiden, und zugleich trotzdem das Bedürfnis nach Wirkmächtigkeit zu befriedigen, wirkt sich natürlich auch (negativ) auf die Kommunikationsstruktur von Narzissten aus.
Kommunikation ist eine Form der Interaktion mit der (als bedrohlich wahrgenommenen) Wirklichkeit.

2.5.a Keine Auseinandersetzung auf der Sachebene

Unterscheidet man bei der Kommunikation eine Sach- und Beziehungsebene, so ist einsichtig, dass Narzissten zu einem Diskurs auf der Sachebene, zumindest in relevanten Aspekten, kaum in der Lage sind. Denn die Auseinandersetzung auf der Sachebene beinhaltet ja den kritischen Kontakt zur Wirklichkeit als Maßstab des eigenen Handelns.

Es erfolgt deshalb in aller Regel ein Angriff bzw. eine Verschiebung auf die Beziehungsebene.

Kritisiert wird also nicht die (strittige) Sache oder Theorie, sondern die Person(en), die diese vertreten. Es wird also nicht nur nicht eine Aussage oder Kritik unabhängig vom Sprecher bewertete, sondern im Gegenteil wird nur der Gegner als Person in aller Regel diskreditiert und angegriffen.

Die Folge ist eine Personalisierung statt Differenzierung von Kritik und Problemen – und das auch mal handfest wie z.B. bei Wahlveranstaltungen von Donald Trump, bei denen Kritiker durchaus auch niedergeschlagen und aus dem Saal geworfen wurden.

2.5.b   Narzisstisch-destruktive Kommunikation

Statt eines konstruktiv-(selbst)kritischen Dialogs, findet man eine ausgeprägte narzisstisch-destruktive Kommunikation. Die Idee von These, Antithese und Synthese ist bei Narzissten in weite Ferne gerückt. Aus Angst vor Wirklichkeit und Veränderung bedienen sich Narzissten sowohl Angriffen gegen die Person des „Gegners" als auch rhetorischer Spitzfindigkeiten als Abwehr.

Solche „Diskussionen" können und sollen zu nichts anderem führen als der Bestätigung des narzisstischen Selbstbildes. Und das in aller Regel auf Kosten des „Diskussions"-Partners, der als Person abgewertet wird.

2.6   Keine Metaebene

Ein spannendes Phänomen bei Narzissten ist die weitgehende Unfähigkeit zu Analysen – insbesondere des eigenen Verhaltens – auf einer Metaebene. Die kritische Betrachtung des eigenen Handelns aus einer objektiveren, übergeordneten Perspektive und in Wechselwirkung mit dem Umfeld ist, verständlicher Weise, kaum möglich. Narzissten ist damit z.B. der Zugang zu der Einsicht versperrt, dass man den Vorwurf narzisstischen (destruktiven) Handelns nicht durch die Fortführung genau des kritisierten Verhaltens widerlegen kann. Stattdessen wird in aller Regel der Kritiker als Person, wie vorher bereits ausgeführt, angegriffen. Das weitgehende Fehlen der Reflexion auf einer Metaebene ist ein weiterer wichtiger Baustein für die „Narzissmusfalle".

2.7 Zusammenfassung

Zwar tritt die Überbewertung der eigenen Person und der Egozentrismus bei Narzissten als Erstes ins Auge. Doch viel zentraler für das Verständnis von Narzissmus und den daraus resultierenden Folgen sind andere Punkte.
Es ist zum einen die Trennung von der Wirklichkeit, um das eigenen Selbstbild nicht zu gefährden.
Die Wege zu rationalen Lösungen für die komplexen Anforderungen des Lebens, geschweige denn auf einer Metaebene, sind häufig verstellt. Alles Neue und jede Veränderung verursachen Angst und Abwehr.

„Der Nervöse trägt das Gefühl der Unsicherheit ständig mit sich. Daher ist sein 'analogisches Denken', sind seine Lösungsversuche nach Analogie älterer Erfahrungen stärker und deutlicher ausgeprägt. Sein Misoneismus (Lombroso) [Neophobie], seine Furcht vor dem Neuen, vor Entscheidungen und Prüfungen – die immer vorhanden sind -, stammen aus dem mangelnden Glauben an

sich selbst. Er hat sich so sehr an Leitlinien gekettet, nimmt diese wörtlich und sucht sie zu realisieren, dass er, ohne es zu wissen, darauf verzichtet hat, unbefangen, ohne Vorurteil an die Lösung realer Fragen zu gehen.“
[Adler (1977)]

Statt einer konstruktiv-(selbst)kritischen Kommunikation findet man eher eine narzisstisch-destruktive, die persönlich angreift, statt zu versuchen die Probleme und Lösungsmöglichkeiten zu analysieren und zu diskutieren. Hinzu kommt die gesteigerte Furcht vor Veränderungen, in Verbindung mit starken auto-/destruktiven Impulsen. Dabei befriedigen die destruktiven Handlungen das Bedürfnis nach Wirkmächtigkeit. Die autodestruktiven Handlungen entstehen als Reaktion auf eine als bedrohlich wahrgenommene Umwelt, als Versuch der Abwehr eines vermeintlichen Feindes.

„Der Egoismus nervöser Menschen, ihr Neid, ihr Geiz, ihnen oft bewußt, ihre Tendenz, Menschen und Dinge zu entwerten, stammen aus ihrem Gefühl der Unsicherheit und sind bestimmt, sie zu sichern, zu lenken, anzuspornen, sich zu überheben. - Da sie in Phantasien eingesponnen sind und in der Zukunft leben, ist auch ihre Zerstreutheit nicht verwunderlich. - Der Stimmungswechsel ist abhängig vom Spiel ihrer Phantasie, die bald peinli-

*che Erinnerungen berührt, bald sich aufschwingt zu
Erwartung des Triumphes, analog dem Schwanken und
Zweifeln des Neurotikers, dem besten Mittel, Entschei-
dungen auszuweichen. Dabei spielt ihre Empfindlichkeit
so wie Pessimismus eine hervorragende Rolle.*"
[Adler (1977)]

3   Gesellschaft

Wenden wir uns nun der Gesellschaft und den narzisstischen Strukturen in dieser zu. Es ist natürlich zu erwarten, dass entsprechendes schon von anderen Autoren
zumindest teilweise beschrieben wurde. Deshalb wollen
wir bisherige Ansätze betrachten und Gemeinsamkeiten
wie auch Unterschiede analysieren.

3.1   Bisherige Ansätze

3.1.a   Le Bon: Massenpsychologie

Die Massenpsychologie von Le Bon ist auf der einen
Seite das genaue Gegenteil unseres Ansatzes. Für Le Bon
sind (rationales) Individuum und (irrationale) Masse zwei
klar von einander getrennte Strukturen. Für Le Bon findet

also ein qualitativer Wechsel statt, wenn das Individuum zu einem Teil einer Masse wird.

Für uns dagegen ist das Verhalten von Individuum, Gruppe, Masse und Gesellschaft ein Kontinuum mit entsprechenden Wechselwirkungen.

Auf der anderen Seite beschreibt Le Bon aber genau die Eigenschaften einer Gruppe, die aus unserer Perspektive Symptome des symbiotischen Narzissmus als Gruppenphänomen sind.

*„Massenpsychologie und Massengesellschaft: Die in der Masse aktivierten Gefühle, Ideen und Urteile zeichnen sich nach Le Bon durch folgende Merkmale aus: Massen reagieren triebhaft, sind **extrem erregbar und neigen zu spontanen, ungehemmten, affektgesteuerten und unmittelbaren Handlungen**. Massen befinden sich im Zustand gespannter Erwartung, sie sind deshalb leicht beeinflußbar und leichtgläubig. Einseitigkeit, Überschwänglichkeit und Suggestibilität bewahren die Massen vor Zweifel und Ungewißheit. **Aus dem Dogmatismus und Konservativismus der Massen gegenüber Meinungen, Ideen und Glaubenssätzen resultieren ihre Unduldsamkeit und Herrschsucht gegenüber Andersdenkenden**. Massen entwickeln eine Vorliebe für bestimmte Personen (Idole), Lehrmeinungen und Grundideen. Sie können von Ideen aber nur dann stark beeinflußt werden,*

*wenn diese ihnen nicht in abstrakter, sondern in bildhaf-
ter, symbolischer Form dargeboten werden. Dazu müssen
die Ideen umgeformt und für die Massen aufbereitet werden, wobei nicht ihre Logik und Folgerichtigkeit, sondern ihre Einfachheit und Anschaulichkeit die Akzeptanz-
bereitschaft bei der Masse bestimmt.* **Die Logik der Mas-
senurteile beruht nicht auf tatsächlich logischen, de-
duktiv aufeinander folgenden Schlüssen,** *sondern auf
der Verknüpfung von ähnlich erscheinenden Dingen und
Ereignissen, die nur eine oberflächliche Beziehung zueinander haben sowie in der vorschnellen Verallgemeine-
rung von Einzelfällen.* **Die Logik der Massen basiert somit auf Analogieschlüssen,** *mit denen auch von der Sache her Widersprüchliches oder Ungleiches miteinander
verbunden werden kann. Die Einbildungskraft der Massen ist durch einfache, klare und emotionsgeladene Bilder so stark erregbar, daß diese Bilder und Symbole für
die Realität selbst gehalten werden. Gerade das Einfache
und dabei Übertriebene und Sensationelle spricht die
Massen an und steuert ihr Denken und Verhalten.* **Die
Bindung der Massen an ein erhabenes Ziel und einen
dieses Ziel verkörpernden übermächtigen Führer zeigt
nach Le Bon ihren fundamentalen Bezug zu religiösen
Elementen.** *Der Führer wird angebetet, verehrt und gefürchtet. Es kommt zur blinden Unterwerfung unter seine
Befehle.* **Die von den Massen vertretenen Grundideen**

werden nicht kritisch untersucht, sondern mit missiona-
rischem Eifer verbreitet und alle, die ihnen nicht folgen
wollen, werden als Feinde behandelt." [Thomas (1992)]

Was wir als charakteristische Eigenschaften von Narziss-
ten geschildert haben, die Irrationalität und Ideologieaffi-
nität, die Verweigerung der Wahrnehmung von Wirklich-
keit, die destruktiven Impulse …, all das beschreibt Le
Bon als Eigenschaften von Massen.
Dabei ist „Masse" für Le Bon nicht einfach eine große
Ansammlung von Menschen wie z.B. bei Open Air Kon-
zerten, die sich z.B. bei Panik instinktiv ähnlich einer
Herde verhalten.
Was Le Bon als „Masse" beschreibt, ist im Bereich der
Sozialpsychologie eine große Gruppe, die keine physische Verbindung benötigt.
Was heute durch die Erkenntnisse der Sozialpsychologie
und Wissenssoziologie als vermittelt durch die Teilnahme
an Gruppen und „communities of practice" [Wenger
(1998)] verstanden wird, betrachtet Le Bon noch als ver-
erbte „Rassenseele".

„Unsere bewussten Akte leiten sich aus einem, beson-
ders durch Vererbungseinflüsse geschaffenen, unbe-
wussten Substrat her. Dieses enthält die zahllosen Ah-
nenspuren, aus denen sich die Rassenseele konstituiert.

Hinter den eingestandenen Motiven unserer Handlungen gibt es zweifellos die geheimen Gründe, die wir nicht eingestehen, hinter diesen aber liegen noch geheimere, die wir nicht einmal kennen. Die Mehrzahl unserer alltäglichen Handlungen ist nur die Wirkung verborgener, uns entgehender Motive.

Es sind vornehmlich die der Rassenseele zugrunde liegenden **unbewussten Elemente***, wodurch sich alle Individuen dieser Rasse ähneln; und sie, die Produkte der Erziehung, noch mehr aber einer außerordentlichen Erblichkeit, sind es auch, wodurch sie sich unterscheiden. Die an Intelligenz unähnlichsten Menschen haben äußerst ähnliche Triebe, Leidenschaften und Gefühle. In allem, was Gegenstand des Gefühls ist: Religion, Politik, Moral, Sympathien und Antipathien usw. überragen die ausgezeichnetsten Menschen nur sehr selten das Niveau der gewöhnlichsten Individuen. Zwischen einem großen Mathematiker und seinem Schuster kann intellektuell ein Abgrund klaffen, aber hinsichtlich des Charakters ist der Unterschied sehr oft nichtig oder sehr gering.“*
[Le Bon (1895/2016)]

Le Bon beschreibt sehr gut die unbewussten Anteile und Grundlagen des Verhaltens, führt diese aber auf Vererbung innerhalb einer Rasse zurück. Aus heutiger Perspektive u.a. der kulturübergreifenden Sozialpsychologie, ist es aber die Vermittlung von Eigenschaften, Wertvorstellungen und Verhaltensweisen einer Kultur durch die Teilnahme an dieser. Die Kulturen unterscheiden sich dabei recht deutlich, wie folgende, eigentlich lustig gemeinte, Darstellung zeigt:

„Der Himmel ist dort, wo die Briten die Polizisten sind, die Franzosen die Köche, die Deutschen die Mechaniker, die Italiener die Liebhaber und organisiert wird alles von den Schweizern.
Die Hölle ist dort, wo die Briten die Köche sind, die Franzosen die Mechaniker, die Schweizer die Liebhaber, die Deutschen die Polizisten und organisiert wird alles von den Italienern." [Quelle: unbekannt]

3.1.b   Fromm: Gruppennarzissmus

Bei Erich Fromm findet sich folgende Beschreibung des „Gruppennarzissmus":

„Wenn, wie beim Gruppennarzißmus, das Objekt nicht der einzelne, sondern die Gruppe ist, der er angehört, kann sich der einzelne dieses Narzißmus voll bewußt sein und ihn ohne Hemmungen zum Ausdruck bringen. Die Behauptung, daß »mein Vaterland« (oder meine Nation oder meine Religion) am wunderbarsten, kultiviertesten,

*mächtigsten, friedliebendsten usw. ist, klingt durchaus
nicht verrückt. Im Gegenteil, es klingt nach Patriotismus,
Glaube und Loyalität. Außerdem erscheint es als ein rea-
listisches und vernünftiges Werturteil, da es von vielen
Mitgliedern der gleichen Gruppe geteilt wird. Dieser
Konsensus bringt es fertig, die Phantasie in eine Realität
umzuwandeln,* **da Realität für die meisten Menschen
durch den allgemeinen Konsensus erzeugt wird und
sich nicht auf vernünftige oder kritische Überlegungen
gründet.** *Der Gruppennarzißmus hat wichtige Funktionen.* **Vor allem fördert er die Solidarität und den inne-
ren Zusammenhalt der Gruppe und erleichtert ihre Ma-
nipulation, da er an narzißtische Vorurteile appelliert.**
*Zweitens ist er außerordentlich wichtig als ein Element,
das den Mitgliedern der Gruppe Befriedigung verschafft,
vor allem jenen unter ihnen, die an sich wenig Grund
hätten, sich stolz und schätzenswert zu finden. Wenn man
das armseligste, ärmste und am wenigsten respektierte
Mitglied einer Gruppe ist, wird man für seinen elenden
Zustand durch das Gefühl entschädigt: »Ich bin ein Teil
der wundervollsten Gruppe der Welt. Ich, der ich in
Wirklichkeit ein armseliger Wurm bin, werde zum Riesen
dadurch, daß ich zu dieser Gruppe gehöre.«* **Folglich
entspricht der Grad des Gruppennarzißmus dem Mangel an wirklicher Befriedigung im Leben.** *Jene sozialen
Klassen, die ihr Leben mehr genießen, sind weniger fa-*

natisch (Fanatismus ist eine charakteristische Eigen-
schaft des Gruppennarzißmus) als die, welche wie das
Kleinbürgertum an einem Mangel auf allen materiellen
und kulturellen Gebieten leiden und ein Leben führen,
das unerträglich langweilig ist." [Fromm (1989)]

Fromm sieht zwar die Erhöhung des eigenen Selbst, übersieht aber die anderen von uns geschilderten narzisti-
schen Eigenschaften weitgehend. Und auch die Idee,
Gruppennarzissmus hätte die Ursache in Mangel und
Langeweile, stimmt nicht mit unserem Ansatz überein.
Auch sieht Fromm nur eine Beziehung innerhalb der
Gruppe, in der sich ein Individuum über die Teilnahme an
einer Gruppe aufwertet. Die wechselseitige Aufwertung
als symbiotischen Narzissmus wird nicht in vollem Um-
fang erkannt.

3.1.c   Exkurs: Symmetrische und Asymmetrische Beziehung

Zum Verständnis des symbiotischen Narzissmus als
Gruppenphänomen notwendig ist die Unterscheidung
zwischen einer symmetrischen (auf Augenhöhe) und
asymmetrischen (mit Machtgefälle) Beziehung.

Bei einer asymmetrischen Beziehung gibt es den Alkoholiker, Narzissten … und den dazu „passenden" Co-Alkoholiker, Co-Narzissten …

Als schönes Beispiel kann hier Sancho Panza dienen, der als Stallmeister seines Herren Don Quijote selber nicht der für Narzissten üblichen Wirklichkeitsverzerrung unterliegt und auch seinen Herrn auf die Differenz zwischen dessen Einbildung und der Wirklichkeit hinweist. Sancho Panza bleibt aber trotzdem bei seinem Herrn, weil dieser ihm eine Statthalterschaft in Aussicht gestellt hat.

Auch der „Kampf gegen Windmühlen" ist, nebenbei bemerkt, ein typisches Zeichen für Narzissten.

Bei einer symmetrischen Beziehung bestehen keine Abhängigkeiten durch Machtgefälle, sondern dadurch, dass das Gegenüber wechselseitig zur Befriedigung narzisstischer Bedürfnisse gebraucht wird. Es ist also die symbiotische Verbindung von zwei oder mehr Narzissten, Alkoholikern …

Symmetrische Beziehung bedeutet bei symbiotischem Narzissmus, dass sich jeder allen anderen Beteiligten überlegen fühlt. In dem Sinne des Spruches:

„Nichts auf der Welt ist so gerecht verteilt wie der Verstand. Jeder glaubt, er hat genug davon."
(René Descartes)

Und man muss wohl noch hinzufügen:
„... und mehr als alle anderen."

Fromm sieht also hauptsächlich Individuen, die ihren
Narzissmus über die Zugehörigkeit zu einer nicht unbedingt narzisstisch geprägten Gruppe befriedigen. Die
stark destruktiven Tendenzen werden dabei auch weitgehend übersehen. Auch diese Konstellation existiert natürlich, unser Fokus liegt jedoch auf den symmetrischen
symbiotischen Narzissmusstrukturen.

3.1.d   Autoritäre Persönlichkeit

Mit dem Konstrukt der „autoritären Persönlichkeit"
nähern wir uns sehr stark dem symbiotischen Narzissmus
als Gruppenphänomen. Und wir werden darstellen, dass
die autoritäre Persönlichkeit eine spezielle (politische)
Ausprägung des symbiotischen Narzissmus ist.
Dadurch wird auch die Nützlichkeit sowohl einer klinischen Sozialpsychologie als auch des Konstruktes des
„symbiotischen Narzissmus" deutlich.
Dabei ist die bisherige Verwendung des Konstruktes
„autoritäre Persönlichkeit" sehr vielfältig.

*„Die Begriffsgeschichte ist seitdem durch die Konkurrenz
unterschiedlicher Erklärungsansätze geprägt:*

- *Aus psychoanalytischer Sicht bildet sich der autoritäre Charakter aus, wenn aggressiv-triebhafte und andere Bedürfnisse des Kindes durch elterliche Gehorsamkeitsforderungen zu stark unterdrückt und schließlich auf andere Menschen, sozial Schwächere oder Minderheiten gerichtet werden;*

- *aus soziologischer Sicht wird primär der Anpassungsdruck der repressiven gesellschaftlichen Bedingungen und hierarchischen Strukturen verantwortlich gemacht;*

- *aus sozialpsychologischer Sicht werden vor allem die von der Familie und anderen sozialen Bezugsgruppen übernommenen Denkmuster hervorgehoben, also Einstellungen und Vorurteile aufgrund des fehlenden oder falschen Wissens über andere Personengruppen;*

- *entwicklungspsychologisch bedingen Autoritätskonflikte in einer misslingenden Ablösung von den Eltern eine unzureichende Identitätsfindung und Selbständigkeit, so dass eine autoritär strukturierte Abhängigkeit fortbesteht;*

- *aus Sicht der differentiellen Psychologie ist das Zusammenwirken einer Verhaltensbereitschaft (Disposition) und einer „passenden" Auslösesituation wichtig, um verständlich zu machen, dass autoritäres Verhalten sich nicht einheitlich zeigt, sondern von der individuellen Disposition und der jeweiligen Situation abhängt."*

[Quelle: de.wikipedia.org]

Wir folgen hier einer Darstellung der „autoritären Persönlichkeit" aus sozialpsychologischer Sicht:

„Darüber hinaus führt die Enge des eigenen Horizonts als Folge der Verdrängung zum mangelnden Verständnis für andere Gruppen, seien es Nationen oder Sub-Kulturen des eigenen Volkes. Die Projektion eigener abgelehnter Impulse nach außen wird weiter dazu beitragen, daß das Unverständnis für andere zu einer Abwertung des Fremden wird, verbunden mit einer Aufwertung der eigenen Lebensart. Das führt einmal zum Nationalismus und zum anderen zum Vorurteil. Solche Menschen werden Einwanderungsbeschränkungen für bestimmte Gruppen befürworten, sie werden Gastarbeiter, Asylanten und Ausländer überhaupt vom sozialen Leben abzusondern suchen. Da sie in der Fremdgruppe eigene abgelehnte

Tendenzen wiederzuerkennen glauben, werden sie aktiv nach Fremdkörpern in der Gesellschaft suchen und sie diskriminieren. Nur wenn diese anderen Gruppen ganz eindeutig stärker sind, wird man sich ihnen unterwerfen. **Eine der zentralen Tendenzen, die von der autoritären Persönlichkeit in anderen Menschen bekämpft wird, ist die eigene Schwäche.** *Diese projizierte Furcht vor der eigenen Schwäche verhindert die Entwicklung von Mitleid für die Schwachen. Sie argumentieren also wahrscheinlich gegen Wohlfahrtsmaßnahmen, Gefangenenfürsorge, Ausländerintegration und für die Anwendung der Todesstrafe.* **Da die autoritäre Persönlichkeit innerlich unsicher ist und fortwährend der Bestätigung von außen durch Gruppenmaßstäbe bedarf, ist sie ständig gezwungen, die eigene Gruppe zu verteidigen, denn für sie bedeutet ein Angriff auf die Gruppe auch einen Angriff auf das eigene Selbst.** *Das führt innenpolitisch zu einer* **Intoleranz** *denen gegenüber, die von den Gruppenmaßstäben abweichen wollen. Außenpolitisch ist eine mögliche Konsequenz dieser Unsicherheit und der Projektion abgelehnter Tendenzen das Gefühl der Bedrohung. So ein Mensch ist schon aus diesem Grund fremdenfeindlich. Er sieht das eigene Land ständig der Gefahr der Einkreisung und der Bedrohung von außen ausgesetzt. Die einzige Antwort auf dieses Gefühl ist sein Verlangen nach mehr Macht für das eigene Land, denn*

*im Denken des autoritären Menschen **begegnet man
einer Bedrohung nur dadurch, daß man selber stärker
und rücksichtsloser ist als die anderen.**"*
[Thomas (1992)]

Zum einen werden die von uns beschriebenen Komponenten narzisstischer Persönlichkeiten, Intoleranz und Destruktivität, deutlich. Auch wird indirekt ausgeführt, dass Menschen mit autoritärer Persönlichkeit eine Gruppe, einen Staat … brauchen, dem sie sich zugehörig fühlen und den es zu verteidigen gilt.
Was dagegen nicht gesehen wird, ist die geradezu notwendige Ansammlung von mehreren Individuen mit autoritärer Persönlichkeit, die sich gegenseitig bestätigen. Die Bestätigung durch eine anonyme Gruppe wird zur Sicherung der eigenen Person nicht ausreichen.
Weiterhin wird die autoritäre Persönlichkeit vor allem dem rechten politischen Spektrum zugeordnet.
Durch den Ansatz des symbiotischen Narzissmus als Gruppenphänomen wird jedoch deutlich, dass es sich bei einer autoritären Persönlichkeit um eine spezifische Ausprägung handelt, die alle genannten Merkmale aufweist. Und auch die Kritik an dem Konstrukt lässt sich auflösen.

„Häufig wurde bemängelt, dass nicht hinreichend zwischen der autoritären Persönlichkeit und dem gewöhnli-

77

*chen Konservativismus unterschieden wurde. Außerdem
existiert Autoritarismus nicht nur im rechten, sondern
auch im linken Extrem politischer Einstellungen – wie
etwa Hans Jürgen Eysenck und Milton Rokeach darleg-
ten. Edward Shils wandte ein, der Studie liege eine über-
holte politische Rechts-links-Einteilung zugrunde."*
[Quelle: de.wikipedia.org]

In dem Kapitel „antagonistischer symbiotischer Narzissmus" werden wir darlegen, dass aus dem Bedürfnis nach
Abgrenzung und Feinden zur Aufrechterhaltung des psychischen Gleichgewichts antagonistische Strukturen entstehen können, bei denen auf beiden Seiten symbiotisch
narzisstische Gruppen sich gegenseitig bekämpfen, ohne
dabei Gefahr zu laufen wirklich etwas zu verändern. Als
Beispiel soll an dieser Stelle der Antagonismus zwischen
Linksradikalen und Rechtsradikalen reichen, die sich
gegenseitig Existenzberechtigung und Aufgabe geben.

4   Symbiotischer Narzissmus

Der symbiotische Narzissmus ist ein Gruppenphänomen,
wobei auch zwei Menschen bereits eine Gruppe darstellen können.

Es reichen zum Verständnis von symbiotischen Beziehungen die bisherigen individuell/dyadischen Perspektiven nicht aus. Es müssen die Wechselwirkungen innerhalb der Gruppe betrachtet werden.

- Narzisstische Beziehungen treten in Gruppen in beiden bereits beschriebenen Formen auf, symbiotisch, d.h. symmetrisch auf gleicher Ebene

- in einem asymmetrischen Verhältnis von Narzisst(en) und Co-Narzissten

Die Kommunikation und Interaktion dieser Gruppen mit der Umwelt verhält sich parallel mit denen von narzisstischen Individuen, wie bereits von uns beschrieben. Symbiotischer Narzissmus wird nicht in Reinform in Gruppen auftreten. In Gruppen sind in aller Regel sowohl destruktive symbiotisch-narzisstische als auch konstruktive Anteile vorhanden. Es handelt sich also vor allem um eine Frage des Verhältnisses dieser Anteile.
Es darf aber nicht verwundern, dass in einer als narzisstisch beschriebenen Gesellschaft viele Gruppen anzutreffen sind, die vor allem symbiotisch-narzisstische Anteile haben und entsprechende Bedürfnisse befriedigen.

Der gemeinsame Tenor dieser Gruppen ist das heute weit verbreitete „Dagegen", welches zum einen das (destruktive) Bedürfnis nach Wirkmächtigkeit befriedigt, ohne aber die Gefahr einer Veränderung zu beinhalten. Konstruktive Ansätze fehlen in den Gruppen, in denen symbioisch-narzisstische Strukturen überwiegen. Für diese Gruppen gilt gemeinhin, je spektakulärer und sinnloser eine Aktion – umso besser.

Rational betrachtet beinhalten die Aktionen von z.B. Greenpeace nicht die Gefahr einer (positiven) Veränderung. Man kann in beliebiger Häufigkeit auf Schornsteine klettern, sich irgendwo anketten, mit Schiffen vor Walfangflotten kreuzen … ändern wird das voraussichtlich und mit ziemlicher Sicherheit wenig.

Die wesentliche Wirkung solcher Aktionen besteht vor allem darin, dass sie den Narzissmus der Teilnehmer und Mitglieder befriedigt.

Durch die Unterscheidung in narzisstische Destruktivität (Dagegen) und konstruktiv-(selbst)kritisches Handeln, kann man Gruppen und die in diesen vorhandenen symbiotisch-narzisstische Strukturen sehr gut differenzieren.

4.1 Tier- und Umweltschutz

Im Bereich Tier- und Umweltschutz sind beispielsweise bei Tierschutzvereinen, die prinzipiell erst einmal aktiv positiv wirken, die Anteile symbiotisch-narzisstischer Strukturen vergleichsweise gering.

Es gibt aber auch Gruppierungen und Vereine, bei denen der narzisstisch-destruktive Anteil bei weitem überwiegt. Wir erinnern an dieser Stelle gerne an den Spruch von Sokrates. Dabei ist den Organisationen mit Fokus auf „Dagegen" ein großes Publikum sicher, weil Grundlage für die Befriedigung narzisstischer Bedürfnisse.

*„Man wird viel leichter durch Zorn, Wut, Grausamkeit oder die Leidenschaft zu zerstören erregt als durch Liebe und produktives und aktives Interesse. Die erste Art der Erregung erfordert nicht, daß der Betreffende sich anstrengt - **denn man braucht keine Geduld und keine Disziplin dazu, man braucht nichts zu lernen, man muß sich nicht konzentrieren, man muß auf nichts verzichten, und man braucht nicht kritisch zu denken, braucht seinen Narzißmus und seine Gier nicht zu überwinden.** Für den der in seinem seelischen Wachstum zurückgeblieben ist, sind »einfache Reize« immer zur Hand, oder er kann sie leicht produzieren. Über Stimuli wie Unfälle, Feuersbrünste, Verbrechen oder Kriege kann man in der Zeitung lesen, man kann von ihnen im Rundfunk hören, oder man kann sie sich im Fernsehen oder im Kino ansehen. Auch kann man sie selbst produzieren, **indem man sich einen Grund sucht***

*zu hassen, zu zerstören und andere zu beherrschen.
(Wie stark dieses Bedürfnis ist, zeigt sich an den Millionen von Dollars, die die Massenmedien damit verdienen, daß sie diese Art der Erregung verkaufen.)"*
[Fromm (1989)]

Durch das „Dagegen", vor allem in kollektiver Form, wird sowohl der Kontakt mit der teilweise störrischen und dem eigenen Selbstbild widersprechenden Wirklichkeit, wie auch die Angst vor Veränderung vermieden!

4.2   Wissenschaft

Auch in weiten Teilen der Wissenschaft findet man (leider) symbiotisch-narzisstische Strukturen. Man definiert über einen Zirkelschluss Wissenschaft als das, was die „scientific community" macht. Und zur „scientific community" gehört, wer Wissenschaft betreibt. Man dreht sich also im Kreise wie die Katze, die dem eigenen Schwanz nachjagt. Die symbiotisch-narzisstische Dimension wird durch die Abgrenzung gegen die Außenwelt realisiert. Entgegen des wissenschaftlichen Grundsatzes, dass eine Aussage unabhängig vom Sprecher zu prüfen ist, werden überhaupt nur Aussagen innerhalb der „scientific community" akzeptiert.

Ein konstruktiv-(selbst)kritischer Diskurs, sowohl innerhalb als auch über die Grenzen der „community" hinaus, ist kaum möglich.

Zum einen resultieren daraus massive Wahrnehmungsverzerrungen, wie sie David Dunning beschreibt.

„Menschen tendieren in der Regel dazu, eine übermäßig positive Sicht von sich einzunehmen. Sie überschätzen ihre Fähigkeiten, ihr Wissen, ihren Charakter und ihren Platz auf der sozialen Leiter.

Ironischerweise überschätzen sie auch ihre Fähigkeit, sich selbst wahrheitsgetreu und unvoreingenommen zu beurteilen. ... Solche übermäßig positiven Selbstbilder finden sich tatsächlich auch in Bevölkerungsschichten, die ich als die klügsten, gebildetsten und nachdenklichsten in der modernen Gesellschaft beschreiben würde. Namentlich 94 Prozent der College-Professoren geben an, dass sie überdurchschnittliche Arbeit leisten... In ähnlicher Weise sind Hochschulforscher der Meinung, dass ihre zur Veröffentlichung eingereichten Manuskripte über mehr methodischen und theoretischen Wert verfügen als die Manuskripte anderer." [Dunning (2012)]

Es ist, unserer Meinung nach, der Mangel an konstruktiv-(selbst)kritischen Diskursen innerhalb der Wissenschaft, der zu solchen Ergebnissen führt.

Für die Gesellschaft bedrohlicher jedoch ist, dass die Wissenschaft durch diesen Mangel auch die Orientierung verloren hat.

So versucht der Wissenschaftsphilosoph Hoyningen-Huene in seinem Buch „Systematicity" [Hoyningen-Huene (2013)] den Unterschied zwischen Wissenschaft und Allerweltswissen durch die Zugehörigkeit zur „scientific community" auf der einen, und „systematicity" als besonders systematischen Vorgehens auf der anderen Seite zu charakterisieren.

Dabei übersieht er drei Punkte

- die Zirkeldefinition der „scientific community",

- den durch die Bedingung der Zugehörigkeit erzeugten Verstoß gegen die wissenschaftliche Grundregel der Sprecherunabhängigkeit,

- und dass Fehler, die systematisch begangen werden, dadurch nicht zu Wissen werden.

Einen konstruktiv-(selbst)kritischen Dialog als Grundlage von Wissenschaft findet man dagegen nicht.

Damit steht Hoyningen-Huene allerdings (leider) nicht alleine. Über die Postulierung einer „scientific community" als Basis von Wissenschaft kommt die Wissenschaftsphilosophie zur Zeit kaum hinaus. Und mangels Kenntnis der Sozialpsychologie wird übersehen, dass alle „communities", egal ob „scientific" oder nicht, vor allem eins zeigen: unbewusst-irrationales Gruppenverhalten.

Die „scientific community" ist also nicht konstituierend für die Wissenschaft – sondern im Gegenteil ihr größtes Problem! Und so verwundert es aus einer sozialpsychologischen Perspektive nicht, dass im Bereich der Autismus-Forschung zigtausende Wissenschaftler über mehr als 50 Jahre kollektiv in eine falsche Richtung gelaufen sind bzw. sich im Kreis gedreht haben [Schmidt (2017)].

4.3   Esoterik

Das sehr rasche Ansteigen esoterischer Richtungen und Schulen ist vor allem Ausdruck einer tiefen Irrationalität. Dabei liegt esoterischen Praktiken und Theorien immer eine manichäische Sichtweise der Trennung zugrunde, mit einem „schmutzigen" Körper als Gefängnis auf der einen, und einer göttlichen Seele als Gefangene des Körpers auf der anderen Seite.

Zugleich dient die Esoterik der Flucht vor der Wirklichkeit und befriedigt zum anderen das Bedürfnis nach Wirkmächtigkeit. Und dies auch sehr stark in einem vermeintlich heroischen Kampf gegen äußere Feinde wie Gluten, Lactose, Darmbakterien, Altern, …

Wir müssen es späteren Erörterungen überlassen die Fragen zu diskutieren, wann – nicht nur in der Esoterikszene – Manichäismus aufhört und Narzissmus beginnt.

Oder ob eventuell Manichäismus eine spezifische Ausprägung von Narzissmus ist?

Die narzisstischen Komponenten im Bereich der Esoterik sind die Aufwertung des eigenen Selbst durch die Überschätzung der eigenen Fähigkeiten. Alle halten sich für Heiler und kämpfen gegen das vermeintlich Böse durch Diäten, Selbsterfahrungskurse, Yoga …

Die Wirklichkeit mit allen frustrierenden und verängstigenden Erscheinungen wird ausgeblendet. Dafür wird alles mittels Astrologie, Biografiearbeit, Reinkarnation, Homöopathie etc. erklärbar und durch entsprechende „Therapien" nicht nur behandelbar, sondern heilbar.

Man muss nur die passenden Globuli finden, dann wird alles Elend dieser Welt heilbar. Alles erscheint als positiv beeinflussbar, z.B. durch „Heilrituale" und „Energie schenken", und das gerne auch per E-Mail.

So wie sich Nordic-Walker mit ihren Stöcken die Natur vom Leibe halten, so die Esoteriker mit ihren Ritualen. Wenn die Esoterikbewegung in gleichem Maße weiter wächst, dann wird bald ein Punkt erreicht sein, wo es nur noch Heiler und keine Kranken mehr gibt.

Wichtig dabei ist, dass Esoterik nur als symbiotischer Narzissmus, d.h. als Gruppe funktioniert, in der man sich gegenseitig bestärkt und bestätigt. Und gemeinsam eine irrationale Parallelwelt inszeniert. Die Wirklichkeit in ihrer aktuellen Form wird weitgehend und vor allem gemeinsam ausgeblendet. Dafür wendet man sich einer erträumten idealen Vergangenheit von Sehern und Schamanen sowie einer Heile-Welt-Zukunft zu.

5   Antagonistisch symbiotischer Narzissmus

Wo immer sich eine symbiotisch narzisstische Gruppe bildet, so unsere These, wird sich häufig auch eine antagonistische bilden.

In dem Abschnitt über die autoritäre Persönlichkeit hatten wir bereits den Antagonismus von extremen Linken und Rechten angesprochen. Bisher wurden in diesem Zusammenhang nur die Elemente der Erhöhung der Eigengruppe und Abwertung der Fremdgruppe beschrieben.

„Diejenigen, deren Narzißmus mehr ihre Gruppe als sie selbst betrifft, sind ebenso empfindlich wie individuelle Narzißten, und **sie reagieren wütend auf jede wirkliche oder eingebildete Beleidigung, die ihrer Gruppe angetan wird.** *Sie reagieren womöglich nur noch intensiver und ganz gewiß bewußter darauf. Ein einzelner wird, wenn er nicht gerade geisteskrank ist, wenigstens manch-*

mal einige Zweifel in Bezug auf sein narzißtisches Selbst-Image hegen. Das Mitglied einer Gruppe kennt solche Zweifel nicht, da die Mehrheit seinen Narzißmus teilt. **Im Falle eines Konfliktes zwischen verschiedenen Gruppen, die ihren kollektiven Narzißmus gegenseitig herausfordern, ruft diese Herausforderung eine intensive wechselseitige Feindschaft hervor.** Das narzißtische Image der eigenen Gruppe wird aufs höchste gesteigert, während man die feindliche Gruppe möglichst herabsetzt. Die eigene Gruppe wird zum Verteidiger der menschlichen Würde, des Anstandes, der Moral und des Rechts. Die andere Gruppe wird verteufelt. Sie ist betrügerisch, skrupellos, grausam und von Grund auf unmenschlich. Die Beleidigung eines Symbols des Gruppennarzißmus – zum Beispiel der Fahne oder der Person des Kaisers, des Präsidenten oder eines Gesandten – ruft als Reaktion beim Volk eine so intensive Wut und Aggression hervor, daß es sogar bereit ist, seine Führer in ihrer Kriegspolitik zu unterstützen." [Fromm (1989)]

Doch eine Aufwertung der Eigengruppe und Abwertung von Fremdgruppen ist zwar notwendig aber nicht hinreichend für die Diagnose einer zugrundeliegenden narzisstischen Struktur.

Das „minimal group paradigm" von Tajfel zeigt, welche geringen Voraussetzungen ausreichen, um eine unbewusste Gruppenzugehörigkeit und daraus resultierende Bevorzugung der Eigengruppe herzustellen.

Wesentlich für die Identifizierung einer symbiotisch-narzisstischen Gruppenstruktur sind dagegen die von uns genannten Punkte wie:

1. Verleugnung bzw. Ignorierung der Wirklichkeit
2. Furcht vor Veränderung
3. starre Ideologien
4. Keine konstruktiv-(selbst)kritische Kommunikation
5. Befriedigung des Bedürfnisses nach Wirkmächtigkeit durch Destruktivität
6. Ignorierung von Kompetenzunterschieden
7. …

Unter diesen Gesichtspunkten wird deutlich, wie sehr sich extreme Rechte und Linke ähneln. Beide Seiten streben vermeintlich nach einer perfekten Welt, sind jedoch zu konstruktivem (selbst)kritischem Handeln nicht in der Lage.

Und man gibt sich gegenseitig eine Existenzberechtigung durch den „Kampf gegen den politischen Gegner".

Was wären entsprechende Demos von Extremisten, ohne eine Gegendemo von der anderen Seite?

So bilden zwei Gruppen, die ihrer Grundstruktur nach narzisstisch sind, ein sehr stabiles antagonistisch symbiotisches System. Man gibt sich gegenseitig Existenzberechtigung und Aufgabe zugleich.

"*Allerdings liegen einige klassische Symptome offen zutage; die eindeutig auf die Wirksamkeit des erläuterten Projektionsmechanismus schließen lassen: Dazu gehören unter anderem* **projektive Wahrnehmungseinengungen und -Verzerrungen: Man sieht Aggression, Imperialismus, Menschenrechtsverletzungen nur auf der einen Seite der Welt.** *Fernerhin gehört dazu eine Bereitschaft zu einer generalisierenden Entwertung: Man bezieht die im kommunistischen Machtbereich lebenden Völker in allgemeine Klischeevorstellungen von Unkultiviertheit, Primitivität, Aggressivität ein. Auf der gleichen Linie liegt die ins Paranoide gesteigerte Befürchtung, im eigenen Lager vom Feinde unterwandert, verführt, angesteckt und verdorben zu werden: Wo sich im eigenen Kreis Kritik meldet, wo Arbeiter und Gewerkschaften unbequeme Forderungen stellen, wo die Frauen gegen Sexismus, die Studenten gegen Hochschulmißstände, die Schüler gegen Mängel des Schulwesens, wo die Bürgerinitiativen gegen Kernkraftwerke protestieren, wittern viele sogleich stereotyp östliche Fernsteuerung.*"
[Richter (1982)]

Die „projektiven Wahrnehmungseinengungen und -Verzerrungen" finden sich aufgrund der Notwendigkeit, die Wirklichkeit zu ignorieren, in allen symbiotisch narzisstischen Gruppen. Eine antagonistische Struktur wie der Gegensatz von Kommunismus ./. Kapitalismus, also früher West ./. Ost, wirkt stabilisierend auf beide Seiten. Der Unterschied zwischen diesen ist dabei nebensächlich, wie folgender alte Witz zeigt:

„Was ist der Unterschied zwischen Kommunismus und Kapitalismus?

Im Kapitalismus beuten Menschen Menschen aus … im Kommunismus ist es genau umgekehrt."

6 Ursachen?

Nachdem wir den „symbiotischen Narzissmus als Gruppenphänomen" als prägend für unsere Epoche identifiziert und die Erkennungsmerkmale dargestellt haben, bleibt die Frage nach den Ursachen.

War es in der Viktorianischen Epoche vor allem die Enge, nicht nur der Korsagen sondern auch der Moralvorstellungen, die zur Ohnmächtigkeit als hysterischem Symptom führte, was sind dann die Bedingungen für das Auftreten von Narzissmus in dieser gesellschaftlichen Ausprägung und Intensität? Im Folgenden versuchen wir einige Antworten – ohne Anspruch auf Vollständigkeit.

6.1   Verlust des Realitätsbezugs?

Zu Beginn des Buches wurde in dem Zitat von Lowen die Unwirklichkeit beschrieben, die sowohl narzisstische Persönlichkeiten als auch Gesellschaften begleitet.

Doch Unwirklichkeit wirkt in beide Richtungen, kann Ursache und Wirkung sein. Und so ist unsere Frage, ob es nicht der Verlust der Koppelung an die Realität ist, verursacht durch die technische und gesellschaftliche Entwicklung, der zum Entstehen von Narzissmus beiträgt.

Was aber ist unter Verlust der Realitätskoppelung zu verstehen? Früher waren Menschen angesehen, die z.B. als Jäger das meiste Fleisch von der Jagd mitbrachten. Heute, wo ein Gang in den nächsten Supermarkt genügt um eine vakuumverpacktes Stück Fleisch kaufen zu können, sind die Menschen angesehen, die als Autoren die schönsten Romane über das Jagen schreiben.

Das Tun und Unterlassen der Menschen erfährt keine direkte Rückmeldung mehr durch die Natur bzw. „Not"wendigkeiten.

Das Handeln von Menschen ist Dank technischen und logistischen Fortschritts nicht mehr gekennzeichnet durch Notwendigkeit, sondern durch Beliebigkeit.

„Wir müssen hier noch einmal auf einen der grundlegendsten Begriffe Freuds zurückkommen, nämlich das

*»Realitätsprinzip«, das sich auf den Selbsterhaltungs-
trieb gründet, gegenüber dem »Lustprinzip«, das auf dem
Sexualtrieb basiert. Ob wir vom Sexualtrieb oder von
einer nicht-sexuellen Leidenschaft, in der ein bestimmter
Charakterzug verwurzelt ist, getrieben werden, immer
bleibt der Konflikt zwischen dem, was wir tun möchten,
und den Anforderungen unseres Selbstinteresses von aus-
schlaggebender Bedeutung. Wir können uns nicht immer
so verhalten, wie es uns unsere Leidenschaften eingeben,
da wir unser Verhalten bis zu einem gewissen Grade
modifizieren müssen, um am Leben zu bleiben.
Der Durchschnittsmensch bemüht sich um einen Kom-
promiß zwischen dem, was er seinem Charakter entspre-
chend gerne tun möchte, und dem, was er tun muß, um
nicht mehr oder weniger peinliche Konsequenzen auf
sich nehmen zu müssen.«* [Fromm (1989)]

In einer technisierten Wohlstandsgesellschaft, zudem
geprägt durch einen fast grenzenlosen Voyeurismus und
Exhibitionismus, ist das „Realitätsprinzip“ weitgehend
verloren gegangen.

Informationen sind häufig nicht mehr notwendig für das
Überleben, sie schaffen keine Verbindung zur Wirklichkeit mehr, sondern trennen die Menschen von dieser.

„Wie Thoreau angedeutet hatte, machte die Telegraphie die Relevanz irrelevant. Der Überfluß an Informationen hatte mit denen, an die er sich richtete, mit einem sozialen oder intellektuellen Kontext, in den ihr Leben eingebettet war, nichts oder nur wenig zu tun. ...
Doch der größte Teil der täglichen Nachrichten bleibt wirkungslos, besteht aus Informationen, über die wir reden können, die uns jedoch nicht zu sinnvollem Handeln veranlassen. Dies ist das wichtigste Vermächtnis des Telegraphen: Dadurch, daß er eine Fülle irrelevanter Informationen hervorbrachte, hat er das proportionale Verhältnis zwischen Information und Aktion drastisch verändert." [Postman (1994)]

Was schon bei der Erfindung und Verbreitung des Telegraphen deutlich wurde, gilt heute für das Fernsehen als „Leben-Surrogat-Extrakt" umso mehr.
Die Menschen handeln nicht mehr in einer realen Welt, sondern schauen sich diese Welt distanziert aus dem „Easy-Chair", dem Wohlfühl-Komfort-Fernsehsessel, an.

„Der Pseudo-Kontext ist eine Struktur, die erfunden wird, um bruchstückhaften, belanglosen Informationen einen Scheinnutzen zuzuordnen.
Aber die Nutzanwendung, die sich aus dem Pseudo-Kontext ergibt, zielt nicht auf Handeln, auf das Lösen von

Problemen oder auf Veränderung. Sie zielt auf das einzige, was man mit Informationen ohne wirkliche Beziehung zu unserem Dasein tun kann – sich amüsieren.

Der Pseudo-Kontext ist gleichsam die letzte Zuflucht einer von Belanglosigkeit, Inkohärenz und Ohnmacht überwältigten Kultur.*"* [Postman (1994)]

Ohne Rückmeldung durch die Wirklichkeit fehlen sowohl Orientierung als auch Korrektur des Handelns. Handeln richtet sich nicht mehr auf die Bewältigung von Notwendigkeiten, sondern auf die Moden der jeweiligen Gruppe, deren Mitglied man sein möchte.

6.2   Veränderung von Gruppenstrukturen?

Woher rührt das postulierte Ansteigen von narzisstischen Persönlichkeiten?
Waren vielleicht klare Gruppenstrukturen, wie sie noch vor einigen Jahrzehnten existierten, eine Art Schutz?
Gruppenstrukturen, die z.B. durch Generationen überdauernde Trachten und Dialekte definiert wurden, gaben den Menschen über Jahrhunderte eine klare Orientierung.
Bei dem Streben nach Freiheit und Individualismus haben die Menschen zwar nicht die Notwendigkeit von Gruppenzugehörigkeit und unbewusstem Gruppenverhalten abgeschafft.

Aber die klaren Strukturen, die die Zugehörigkeit definiert haben, sind verloren gegangen.

„Der Mensch braucht ein soziales System, in dem er seinen Platz hat und in dem seine Beziehungen zu anderen relativ stabil und durch allgemein anerkannte Werte und Ideen gestützt sind. Was sich in der modernen Industriegesellschaft ereignet hat, ist, daß die Traditionen, die gemeinsamen Wertbegriffe und echten sozialen Bindungen weitgehend geschwunden sind.

Der moderne Massenmensch ist isoliert und einsam, selbst dann, wenn er Teil einer Masse ist; er besitzt keine Überzeugungen, die er mit anderen teilen könnte, nur Schlagworte und Ideologien, die er aus den Kommunikationsmedien bezieht.

Er ist zum A-tom geworden (was im Griechischen dem lateinischen Wort »in-dividuum« = unteilbar entspricht), und das einzige Band, das die einzelnen Individuen miteinander verbindet, sind gemeinsame, oft jedoch gleichzeitig antagonistische Interessen und die Verknüpfung durch das Geld.

Emile Durkheim (1897) bezeichnete dieses Phänomen als Anämie, und er hat gefunden, daß es die Hauptursache für den Selbstmord war, der mit der Zunahme der Industrialisierung immer häufiger wurde.

Er verstand unter Anomie die Zerstörung aller traditionellen sozialen Bindungen, die er darauf zurückführte, daß jede echte kollektive Organisation dem Staat gegenüber nur noch eine sekundäre Rolle spielte und daß alles echte soziale Leben verschwunden war. Seiner Ansicht nach waren die im modernen politischen Staat lebenden Menschen »ein desorganisierter Staub von Individuen«."
[Fromm (1989)]

Waren die sozialen und moralischen Grenzen in der Viktorianischen Zeit zu eng – sind sie nun zu weit? (siehe auch den Exkurs „Ambivalenz von Grenzen). Verunsicherung und Orientierungslosigkeit sind die Folgen zu weiter Grenzen – und können heutzutage vielfach beobachtet werden.

Betrachtet man Sprache weniger als Transportmittel für Sachinformationen, sondern sozialpsychologisch sowohl als Kommunikation von Gruppenzugehörigkeit als auch Abgrenzung von anderen Gruppen, dann wird die Veränderung deutlich. Früher grenzten sich Dörfer und Orte durch Dialekte ab, die über Generationen weitergegeben wurden.

Die Jugend-Dialekte von heute wechseln dagegen so schnell, dass sie wissenschaftlich kaum mehr erfassbar sind. Die Wahl des "Jugendwort des Jahres" ist ein verzweifelter Versuch, der allein aufgrund zeitlicher Dimen-

sionen als auch regionaler Unterschiede zum Scheitern
verurteilt ist. Sprache, Kleidung und „Moves" der
Jugendlichen ändern sich immer schneller und werden
zugleich immer exaltierter. Orientierung und Sicherheit
bieten sie aber nicht mehr. Im Gegenteil verunsichert die
nun ständig notwendige Frage, ob man noch den richti-
gen „Dialekt" spricht, noch die „richtige" Kleidung
trägt ... – und noch zur Gruppe dazu gehört.

7   Folgen

Ein Konstrukt wie der „symbiotische Narzissmus als
Gruppenphänomen" ist nur dann von Wert, wenn sich mit
diesem zum einen aktuelle Probleme und Prozesse überhaupt oder besser beschreiben und zum anderen Vorher-
sagen machen lassen. Wenden wir uns also nun der
Anwendung unseres Konstrukts zu.

7.1.a   Exkurs: Abgrenzung Selbstbewusstsein ./.
Narzissmus

Zum Verständnis des Konstrukts „symbiotischer Narzissmus als Gruppenphänomen" ist die Abgrenzung gegen
„Selbstbewusstsein" notwendig.
Wo hört also Selbstbewusstsein auf, und wo fängt Narzissmus an?

Die Sozialpsychologie zeigt zum einen, dass Selbstbewusstsein durch die Teilnahme an Gruppen vermittelt wird, also nicht intrapersonal sondern interpersonal entsteht. Zum anderen führt aber das Bedürfnis nach Gruppenzugehörigkeit und Aufrechterhaltung von Gruppen automatisch zu einer Eigengruppen/Fremdgruppen-Unterscheidung, verbunden mit einer Aufwertung der Eigengruppe sowie Abwertung der Fremdgruppen.

„Gleichzeitig ist es vom Standpunkt des Sozialbudgets aus sehr billig, den Gruppennarzißmus zu fördern. Tatsächlich kostet er fast nichts, verglichen mit den Sozialausgaben, die nötig wären, den Lebensstandard zu erhöhen. Die Gesellschaft braucht nur die Ideologen zu bezahlen, die die Schlagworte formulieren, welche den gesellschaftlichen Narzißmus erzeugen. Viele soziale Funktionäre, wie Lehrer, Journalisten, Pfarrer und Professoren, sind zur Mitarbeit bereit, ohne dafür bezahlt zu werden, wenigstens was das Geld anbetrifft. Ihre Belohnung besteht darin, daß sie sich stolz und befriedigt fühlen, einer würdigen Sache zu dienen – und daß ihr Prestige und ihre Aufstiegsmöglichkeiten steigen.“ [Fromm (1989)]

Was Fromm hier schildert, ist also kein Gruppennarzissmus, sondern die normale Ausprägung von Erhöhung des Selbstwertgefühls durch Gruppenteilnahme.

Doch wie unterscheidet sich dann „symbiotischer Narzissmus" vom Selbstwertgefühl?

Es ist der Unterschied zwischen einer narzisstisch-
destruktiven Struktur auf der einen, und konstruktiv-
(selbst)kritischen auf der anderen Seite.

Das zentrale Merkmal von symbiotischem Narzissmus ist
also nicht die Aufwertung der eigenen Gruppe, die häufig
automatisch und unbewusst erfolgt, sondern die destruktive, statische und die Wirklichkeit verleugnende Grundstruktur.

7.2   in der Kommunikation

Die Folgen in der Kommunikation sind katastrophal, weil
diese eigentlich zum Erliegen kommt.

Ein konstruktiv-(selbst)kritischer Dialog auf der Sachebene ist nicht (mehr) möglich, statt dessen erfolgen
Angriffe vor allem auf der Beziehungsebene.

Die eigene Position und Qualifikation wird genauso ignoriert, wie die Wirklichkeit. Neben den kollektiven
„Wir sind das Volk"-Rufen orientiert man sich an „alternativen Fakten", statt über These und Antithese eine Synthese zu suchen und vielleicht sogar zu finden.

Die Auseinandersetzungen sind narzisstisch-destruktiv –
und Shitstorms die digitale Ausprägung davon.

Und nicht ohne Grund heißt es:

*„Die intellektuellen Tiefflieger haben häufig die kommu-
nikative Lufthoheit."*

7.3 beim Handeln in der Welt

Die symbiotisch narzisstischen Strukturen innerhalb von
Gruppen, mit den geschilderten Komponenten wie Ignorierung der Wirklichkeit und Vermeidung von Veränderung …, führen dann u.a. zu

1. pretend help – Vorgetäuschte Hilfe, die zwar
    behauptet, Menschen helfen zu wollen, aber
    alles, was Hilfe im Sinne einer positiven Verän-
    derung bedeuten würde, sabotiert oder ignoriert.
    Diejenigen, denen eigentlich geholfen werden
    sollte, werden zum Zweck der Befriedigung der
    narzisstischen Bedürfnisse missbraucht.

2. mutual abuse – Wechselseitiger Missbrauch ist
    die Folge der Tolerierung von „pretend help" bei
    anderen, weil man es selber ausübt. Es ist wie bei
    „Des Kaisers neue Kleider", nur dass alle mal
    Schneider, mal Kaiser und mal Bürger sind, und
    deshalb immer das Spiel der anderen mitspielen.

3. mobbing – ist die Ausgrenzung aus einer Gruppe,
    entweder passiv als „Exkommunikation" oder
    aktiv durch Angriffe und Anfeindungen.

Die Folgen für das Opfer sind jedoch annähernd die gleichen.

4. auto-/destruktivem Verhalten – zur Befriedigung des Bedürfnisses nach Wirkmächtigkeit bei gleichzeitiger Vermeidung von Veränderung und Ignorierung der Wirklichkeit.

5. Intoleranz – gegenüber allen Menschen und Dingen, die die narzisstische Struktur bedrohen.

6. irrationales Verhalten – denn man orientiert sich nicht an der Wirklichkeit, sondern diese wird als bedrohlich wahrgenommen.

Terror ist also der extreme, irrationale und (auto)destruktive Ausdruck von Narzissmus.

7.3.a   Politik

Vermeidet man den Fehler der „Individualisierung des Irrationalen" und betrachtet die Ausprägungen aktueller politischer Entwicklungen mittels der klinischen Sozialpsychologie, so werden die symbiotisch-narzisstischen Strukturen deutlich.

Auch der Politik haftet etwas von der „Unwirklichkeit" an, die uns von Anfang an im Zusammenhang mit Narzissmus begleitet.

„Wenn dagegen in der Menschheitsgeschichte die Dominanz institutionalisiert wird und sich nicht mehr – wie es noch immer in vielen primitiven Gesellschaften der Fall ist – eine Funktion der persönlichen Kompetenz ist, dann ist es nicht mehr notwendig, daß der Führer sich ständig durch hervorragende Qualität neu auszeichnet, ja, es ist effektiv nicht einmal nötig, daß er sie überhaupt besitzt. Das gesellschaftliche System konditioniert die Menschen dazu, daß sie im Titel, in der Uniform und was es sonst immer sein mag, den Beweis sehen, daß der Führer kompetent ist, und solange diese vom ganzen System getragenen Symbole vorhanden sind, wird der Durchschnittsbürger nicht einmal wagen, sich zu fragen, ob der Kaiser tatsächlich Kleider anhat." [Fromm (1989)]

So wie nicht mehr die besten Jäger, sondern der beste Autor eines Jägerromans Anerkennung findet, so ist es in der Politik derjenige, der die beste Scheinlösungen bietet. Politische Parteien, in der Regel ausgestattet mit vielen Ressourcen, hätten vielfältige Möglichkeiten konkret etwas zu verändern, auch und gerade, wenn sie nicht gewählt sind. Statt dessen ist die aktuelle Politik geprägt nicht nur von einem „Dagegen", sondern zusätzlich noch von einem „Wir fordern!". Nur die konstruktiv-(selbst)kritischen Ansätze fehlen leider weitgehend. Was sich dagegen in der Entwicklung hin zu totalitären Regimen finden lässt, die in immer mehr Länder zu beobachten ist, ist die Intoleranz gegenüber Andersdenkenden.

„Wer die Wahrheit über ein bestimmtes Regime sagte, ist von den Machthabern, deren Zorn er erregte, von jeher verbannt, ins Gefängnis geworfen oder umgebracht worden. Natürlich lautet die einleuchtende Erklärung dafür, daß solche Menschen dem jeweiligen System gefährlich waren und daß man Status quo am besten schützen konnte, wenn man sie beseitigte. Dies ist nur allzu wahr, doch erklärt es nicht die Tatsache, daß diejenigen, welche die Wahrheit sagen, auch dann so verhaßt sind, wenn sie keine reale Bedrohung der etablierten Ordnung darstellen. Ich glaube, der Grund ist darin zu suchen, daß der, der die Wahrheit sagt, den Widerstand derer mobilisiert, die die Wahrheit verdrängen. Für sie ist die Wahrheit nicht nur deshalb gefährlich, weil sie ihre Macht bedroht, sondern weil sie ihr gesamtes bewußtes Orientierungssystem erschüttert, weil sie sie ihrer Rationalisierungen beraubt und sie sogar zwingen könnte, anders zu handeln. Nur wer diesen Prozeß der Bewußtwerdung wichtiger verdrängter Impulse selbst miterlebt hat, kennt das Gefühl der Bestürzung und Verwirrung, das dieses Erlebnis hervorruft. Nicht jeder ist bereit, dieses Abenteuer zu wagen und am allerwenigsten die, welche wenigstens für den Augenblick von ihrer Blindheit profitieren.“
[Fromm (1989)]

Auch treten die sowohl destruktiven als auch auto-destruktiven Verhaltensweisen an den Tag, die für narzisstische Systeme kennzeichnend sind.

„In der politischen Dimension gehören hierzu alle emotional fixierten kollektiven Vorurteilsbildungen gegen Gruppen, Gewohnheiten oder Ideologien, von deren Bekämpfung sich diejenigen eine entscheidende Entlastung von eigenen Schwierigkeiten versprechen, die diesen Vorurteilen unterliegen. Die Betreffenden vernachlässigen eine konstruktive Selbsthilfe, weil sie stereotyp eine Erlösung von ihren Problemen durch Unschädlichmachung der bösen äußeren Einflüsse erwarten.“
[Richter (1982)]

Die Rufe nach Grenzen und Mauern, nach Ausgrenzung und Abschiebung, nach Abwehr äußerer Einflüsse, werden immer lauter.

7.3.b   Aufspaltung von Gesellschaften

Dabei entsteht durch die narzisstisch-destruktive Auseinandersetzung ein Problem, dass in seiner Reichweite noch nicht abzuschätzen ist. Es kommt zu kaum noch heilbaren Rissen durch die Gesellschaften, zum Beispiel

mit Erdogan, Brexit, Trump … Gegnern auf der einen,
und den Anhängern auf der anderen Seite.

Und die „kommunikativen" Prozesse der Auseinandersetzung sind so katastrophal, dass eigentlich egal ist, wofür
oder für wen die Entscheidung z.B. in Form einer Wahl
ausfällt. Die Struktur der Gesellschaften ist weitgehend
und unversöhnlich zerstört. Es stehen ich verfeindete und
unversöhnliche Lager gegenüber, zwischen denen die
Brücken der Kommunikation zerstört sind. Zwischen
denen kein Diskurs mehr stattfindet, ja, aufgrund der Verweigerung sowohl von Wirklichkeit als auch Veränderung nicht einmal mehr stattfinden kann.

So befinden wir uns in einer postfaktischen Gesellschaft,
die weitgehend durch (antagonistische) symbiotisch-narzisstische Strukturen gekennzeichnet ist.

Die Prognosen für eine solche Gesellschaftsstruktur sind
zudem aufgrund der (auto)destruktiven Tendenzen, die
Wirklichkeit ignorierenden und Veränderungen fürchtenden Elemente nicht sehr gut.

So hoffen wir sehr, dass wir mit unserer Darstellung des
„symbiotischen Narzissmus als Gruppenphänomen"
falsch liegen.

Davon unangetastet bleibt aber in jedem Fall die notwendige Etablierung der „klinischen Sozialpsychologie".

LITERATURVERZEICHNIS

Adler, Alfred (1977): Über den nervösen Charakter. Grundzüge einer vergleichenden Individual-Psychotherapie. Frankfurt/M.: Fischer Taschenbuch Verlag (Bücher des Wissens, 6174).

Agroskin, Dmitrij; Klackl, Johannes; Jonas, Eva; Siegel, Allan (2014): The Self-Liking Brain. A VBM Study on the Structural Substrate of Self-Esteem. In: *PLoS ONE* 9 (1), e86430. DOI: 10.1371/journal.pone.0086430.

Bargh, John A. (2014): Social psychology and the unconscious. The automaticity of higher mental processes. New York: Psychology Press (Frontiers of social psychology).

Bronfenbrenner, Urie (1977): Toward an experimental ecology of human development. In: *American Psychologist* 32 (7), S. 513–531. DOI: 10.1037//0003-066X.32.7.513.

Bronfenbrenner, Urie (1986): Ecology of the Family as a Context for Human Development: Research Perspectives. In: *Developmental Psychology* (23), S. 723–742.

Bronfenbrenner, Urie (1995): Developmental Ecology Through Space and Time: A Future Perspective.

Bronfenbrenner_ & _Ceci_ (1994): Nature-Nurture Reconceptualized Developmental Perspective: A Biological Model. In: *Psychological Review* 1994 (101), S. 568–586.

Dunning, David (2012): Self-insight. Roadblocks and detours on the path to knowing thyself. 3rd print. New York: Psychology Press (Essays in social psychology).

Fromm, Erich (1989): Gesamtausgabe. 1. Aufl., 1. [Dr.]. München: Dt. Taschenbuch-Verl. (VII).

Ganz, Andreas; Schmidt, Bernhard J. (2016): Klartext kompakt. Frühkindlicher Autismus: Verstehen = Helfen. Norderstedt: Books on Demand (Klartext kompakt, 8).

Haun, Daniel B. M.; Tomasello, Michael (2011): Conformity to Peer Pressure in Preschool Children. In: *Child Development* 82 (6), S. 1759–

1767. DOI: 10.1111/j.1467-8624.2011.01666.x.

Hoyningen-Huene, Paul (2013): Systematicity. The nature of science. New York: Oxford University Press (Oxford studies in philosophy of science).

Lasch, Christopher (1980): Das Zeitalter des Narzißmus. München: Steinhausen.

Leary, Mark R. (2002): The Interpersonal Basis of Self-Esteem. In: Joseph P. Forgas und Kipling D. Williams (Hg.): The Social Self: Cognitive, Interpersonal and Intergroup Perspectives // The social self. Cognitive, interpersonal, and intergroup perspectives. New York: Psychology Press (v. 4).

Le Bon, Gustave (1895/2016): Psychologie der Massen. Unter Mitarbeit von Rudolf Eisler. Köln: Anaconda Verlag.

Leyens, Jacques-Philippe; Cortes, Brezo; Demoulin, St?phanie; Dovidio, John F.; Fiske, Susan T.; Gaunt, Ruth et al. (2003): Emotional prejudice, essentialism, and nationalism The 2002 Tajfel lecture. In: *Eur. J. Soc. Psychol.* 33 (6), S. 703–717. DOI: 10.1002/ejsp.170.

Lowen, Alexander (1992): Narzissmus. Die Verleugnung des wahren Selbst. 1. Aufl. München: Goldmann (Goldmann, 12314).

Lumsden, Joanne; Miles, Lynden K.; Macrae, C. Neil (2014): Sync or sink? Interpersonal synchrony impacts self-esteem. In: *Front. Psychol.* 5 (164), S. 96. DOI: 10.3389/fpsyg.2014.01064.

Menzies Lyth, Isabel (1960): Social Systems as a Defense Against Anxiety. An Empirical Study of the Nursing Service of a General Hospital. In: Human Relations (13), S. 95–121.

Milgram, Stanley; Fleissner, Roland (2015): Das Milgram-Experiment. Zur Gehorsamsbereitschaft gegenüber Autorität. 19. Auflage. Reinbek bei Hamburg: Rowohlt (Rororo, 17479. Sachbuch).

Postman, Neil (1994): Wir amüsieren uns zu Tode. Urteilsbildung im Zeitalter der Unterhaltungsindustrie. 7. Aufl. Frankfurt am Main: Fischer (Hörzu-Reprint, 1994).

Richter, Horst-Eberhard (1982): Der Gotteskomplex. D. Geburt u.d. Krise d. Glaubens an d. Allmacht d. Menschen. 81. - 85. Tsd. Reinbek bei Hamburg: Rowohlt.

Schmidt, Bernhard J. (2015/1): Autist und Gesellschaft - Ein zorniger Perspektivenwechsel. Band 1: Autismus verstehen. Norderstedt: Books on Demand.

Schmidt, Bernhard J. (2015/2): Autist und Gesellschaft - Ein zorniger Perspektivenwechsel. Band 2: Hilfen für Autisten? 1. Aufl. Norderstedt: Books on Demand.

Schmidt, Bernhard J. (2016): Autismus. Wenn Händewaschen hilft. Norderstedt: Books on Demand.

Schmidt, Bernhard J. (2017): Autismus und der Kühlschrankmutter Mythos. Eine Rehabilitierung Bruno Bettelheims. 1. Auflage. Norderstedt: BoD (Beiträge zur Wissenschaftspsychologie, 3).

Schmidt, Bernhard J.; Ganz, Andreas (2016): KLARTEXT KOMPAKT. Das Asperger Syndrom - nicht nur für Psychotherapeuten. [S.l.]: Books on Demand.

Smith, Peter B.; Bond, Michael Harris (1998): Social psychology across cultures. 2. ed., 6. pr. Harlow [u.a.], Harlow [u.a.]: Prentice Hall Europe.

Thomas, Alexander (1991): Grundriß der Sozialpsychologie. Göttingen: Verl. für Psychologie Hogrefe.

Thomas, Alexander (1998): Individuum, Gruppe, Gesellschaft. [S.l.]: [s.n.] (Grundriss der Sozialpsychologie / Alexander Thomas, Bd. 2).

Vaihinger, Hans (1920): Die Philosopie des Als Ob. System der theoretischen, praktischen und religiösen Fiktionen der Menschheit auf Grund eines idealistischen Positivismus: Felix Meiner.

Vygotskij, Lev Semenovič (1929); in Rieber, Robert W.; Carton, Aaron S. (op. 1987-): The collected works of L.S. Vygotsky. New York: Plenum Press (Cognition and language).

Wenger, Etienne (1998): Communities of practice. Learning, meaning, and identity. Cambridge: Cambridge University Press (Learning in doing : social, cognitive, and computational perspectives).

Wetherell, Margaret (1996): Social psychology. Personnal lives, social worlds. London, Thousand Oaks, Calif.: Sage Publications in association with the Open University.

Yafai, Abdul-Fattah; Verrier, Diarmuid; Reidy, Lisa (2014): Social conformity and autism spectrum disorder: a child-friendly take on a classic study. In: *Autism : the international journal of research and practice* 18 (8), S. 1007–1013. DOI: 10.1177/1362361313508023.

Zimbardo, Philip G. (1972): The Pathology of Imprisonment. Online: http://www.vonsteuben.org/ourpages/auto/2013/9/16/39586652/Zimba rdo%20Pathology%20of%20Imprisonment.pdf